Joseph THOMAS

Docteur en Médecine

Docteur ès-sciences

Lauréat de l'Académie de Médecine

LE

Diagnostic et le Traitement

des

CANCERS INOPÉRABLES

A l'usage des Praticiens

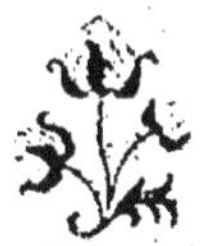

PARIS

A. MALOINE, Éditeur

25-27, Rue de l'Ecole de Médecine, 25-27

1913

Le Diagnostic et le Traitement

DES CANCERS INOPÉRABLES

JOSEPH THOMAS

Docteur en Médecine
Docteur ès-sciences
Lauréat de l'Académie de Médecine

LE

Diagnostic et le Traitement

des

CANCERS INOPÉRABLES

A l'usage des Praticiens

PARIS

A. MALOINE, Éditeur

25-27, Rue de l'Ecole de Médecine, 25-27

1913

Le Diagnostic et le Traitement
DES CANCERS INOPÉRABLES

CHAPITRE PREMIER

INTRODUCTION

Je n'ai pas eu l'intention de faire œuvre nouvelle, mais œuvre utile, et le lecteur serait déçu
s'il cherchait dans cet ouvrage l'exposé de quelque sensationnelle découverte concernant la thérapeutique du cancer. Celle-ci reste aujourd'hui,
comme hier, l'exérèse large et précoce ; mais encore faut-il que le médecin soit consulté en temps
opportun. Or, le fait n'est pas aussi commun
qu'on pourrait le croire : le malade est insouciant,
il a peur d'affronter le bistouri et même le chloroforme et, en outre — on ne saurait se lasser
de le redire — le cancer, dans la grande majorité des cas, n'est pas douloureux à son début.

Tel individu s'aperçoit de l'apparition d'un petit bouton à la pointe de sa langue et pense qu'il aura trop fumé, les jours précédents : tel autre, surmené, mangeant vite, à des heures irrégulières, ressent des troubles dyspeptiques vagues et n'y prête pas la moindre intention, y étant habitué, dit-il : telle femme, ayant atteint ou dépassé l'âge de la ménopause, constate sur sa chemise la présence de quelques taches rosées et ne trouve, dans ce fait, aucun motif d'inquiétude.

Les semaines passent : le bouton s'élargit, les troubles dyspeptiques augmentent, les taches rosées s'étendent : comment, de la meilleure foi du monde, les malades non prévenus peuvent-ils supposer qu'ils ont à redouter un cancer de la langue, de l'estomac, de l'utérus ?

Et puis, ne faut-il pas compter aussi avec la faiblesse de la nature humaine et avec la tendance qu'a chacun de nous à se faire illusion, lorsque sa personnalité est en cause ? On a peur du cancer, on redoute ce mal mystérieux, on plaint son voisin d'avoir été atteint hier, mais on ne peut pas croire qu'on en est frappé aujourd'hui.

Il faut remarquer également que, si le cancer n'est pas douloureux, il n'est pas davantage, à son début, impressionnant, solennel, comme celui de telle ou telle maladie infectieuse. Pas de douleurs violentes, pas de grandes oscillations thermiques, pas d'hémorragies considérables, pas d'ulcérations, pas d'œdèmes énormes, qui sont symptomatiques d'une période avancée de la maladie.

Je me rappelle avoir été appelé auprès d'un individu ayant présenté, un jour, en plein état de santé, une hématurie assez abondante.

En arrivant chez lui, je le trouvai en proie à une anxiété facile à comprendre, se croyant littéralement perdu. L'hématurie cessa assez rapidement après le traitement habituel, mais, étant donné l'âge du malade et les caractères de l'hémorragie, je crus de mon devoir, à quelques jours de là, de le prévenir de l'utilité possible d'une intervention chirurgicale. Or, cet homme, affolé le premier jour où je l'avais vu, me répondit, à ce moment, qu'il n'avait jamais souffert auparavant et ne souffrait pas encore, et que si, à vrai dire, il urinait encore du sang, il avait constaté que cela était indépendant des mouvements qu'il faisait et pouvait se produire aussi bien la nuit, au repos, que dans la journée où il marchait et que, par suite, cela ne pouvait pas être bien grave. Or, sans s'en douter, il m'avait signalé tous les caractères dominants de l'hématurie des néoplasmes vésicaux.

Ce n'est pas seulement au début de l'affection que le cancéreux doute de son état : à la période terminale encore, il a conservé ses illusions. J'ai souvenance d'une malade atteinte d'un cancer du sein ulcéré, avec adénopathie énorme, œdème colossal du membre supérieur. Or, cette femme avait soigné, pendant de longs mois, sa mère atteinte également d'un cancer du sein : c'est elle qui faisait tous ses pansements et qui lui avait donné ses derniers soins. Un jour, je lui demandai si elle souffrait beaucoup : elle me répondit qu'elle avait éprouvé quelques douleurs, mais qu'elle avait l'espoir de guérir et que, d'ailleurs, elle n'avait pas le droit de se plaindre, en pensant à sa mère qui, elle, était morte d'un cancer du sein.

Le diagnostic précoce est donc de la plus haute importance, puisque les chances de guérison, après l'intervention, seront d'autant plus élevées que celle-ci aura été pratiquée plus tôt.

Mais, comme nous l'avons vu, le malade ne vient pas toujours consulter son médecin à temps, ou, si l'opération a été faite, une première fois, dans les délais voulus, les récidives se produiront à plus ou moins longue échéance. En présence de ces cas désespérés, quelle conduite doit tenir le praticien ? A-t-il le droit d'assister, indifférent, a l'évolution du mal et de se borner à pratiquer ou à faire pratiquer par quelqu'un de l'entourage, des injections de morphine, à discrétion?

Non, il a mieux à faire et, s'il n'a pas le pouvoir de guérir ses malades, il a le devoir de les soulager et de prolonger leur existence, si misérable soit-elle.

L'ouvrage présent n'a pas d'autre but que de donner aux praticiens les indications principales convenant au traitement du cancer de tel ou tel organe et devant être modifiées, d'ailleurs, d'après la prédominance de tel ou tel symptôme. Il ne s'agit donc pas de moyens thérapeutiques nouveaux, mais de l'application de traitements connus.

Dans tout cancer inopérable, il ne suffit pas de parer aux premiers accidents, d'éteindre la douleur, d'arrêter les hémorragies : il est encore indispensable de placer le malade dans les meilleures conditions de résistance, d'obtenir un réveil de l'appétit, de lui fournir les éléments nécessaires au relèvement de son système nerveux, de soigner en lui, en un mot, autant le moral que le physique.

Tout malade qui peut se lever et essayer de vaquer à ses occupations, doit le faire. De la sorte, sa pensée sera moins absorbée et le moral ne s'en trouvera que mieux. Pour les cancéreux alités, la plus grande propreté sera de rigueur. Les lavages, les injections fréquemment répétées avec une des nombreuses substances qu'on trouvera décrites dans le corps de l'ouvrage, finiront par vaincre les mauvaises odeurs dues aux suintements et aux écoulements et qui sont si pénibles aux malades.

On observera de très près l'hygiène de la peau. On lavera chaque jour les reins, les fesses, à l'eau alcoolisée, et on saupoudrera largement de poudre de talc ou de lycopode. Un bon moyen d'éviter les escharres sacrées, consiste à fixer, très tendue sur le drap de dessous, une peau de chamois : si, malgré ces précautions, l'escharre se produisait, on la toucherait avec de l'eau oxygénée et on saupoudrerait avec de la poudre de salol, ou mieux avec de la poudre de Lucas-Championnière.

Les fenêtres de la chambre seront grandement ouvertes, dès que la température le permettra : l'oxygène est indispensable aux anémiés.

La médication apéritive comporte de nombreux moyens. On trouvera, au chapitre traitant du cancer de l'estomac, une longue liste de médicaments utilisés dans ce but. Je ne ferai que signaler ici l'emploi de la *quinine*, non comme traitement spécifique, mais comme tonique général et comme apéritif, par suite de son amertume. On se trouvera bien de donner par exemple, quelques instants avant les repas de midi et du soir, une cuillerée à café du sirop suivant, dans un quart de verre d'eau :

Bromhydrate de quinine .... 1 gr.
Sirop d'écorces d'oranges amères .. 150 gr.

L'alimentation sera aussi substantielle que le permettra l'état des voies digestives et l'on aura recours aux aliments d'épargne, brûlant facilement en donnant de l'urée (gelées de viande, poissons maigres, féculents azotés, pâtes alimentaires) : on supprimera les aliments facilement fermentescibles (pain frais, fromages fermentés, charcuterie, képhyr). Comme boisson, on recommandera la bière, les extraits de malt, le champagne étendu d'eau, etc... On parvient souvent ainsi à faire augmenter le malade de poids, et, bien que cette augmentation ne soit que momentanée, elle produit, sur le malade, un effet moral qui n'est pas à dédaigner.

Enfin, dans les cas où l'alimentation par le bouche sera devenue impossible, on utilisera les lavements alimentaires.

Certains médicaments, stimulants du système

nerveux, seront également utilisés pour rele-
ver l'état général (Coca, Kola, Café, Caféine,
Quinquina, Quinine, Glycéro-phosphate, Kala-
gua, Poudres de viande, Glycogène, Arsenic, etc...)

Le cancéreux n'est pas seulement un anémié,
un déprimé physique : c'est aussi un malade
moral. Le praticien devra donc ne pas l'aban-
donner, lui faire des visites assez fréquentes, car
le médecin est l'espoir du malade. On devra donc,
avec l'appui de l'entourage, encourager le pa-
tient, lui persuader que, si la maladie est longue,
elle est, en tout cas, curable. Nous avons déjà
vu que le malade ne se doute jamais de son état
et qu'à la veille de sa mort, il a encore des illusions qui nous surprennent. Aussi, faut-il l'en-
tretenir dans son erreur et lui faire comprendre
que le temps, ce grand guérisseur de maux, fera
insensiblement mieux que tous les médicaments
du monde.

Il faut que le praticien remette, toujours plus
tard, lorsque les forces seront revenues, une opération qu'il ne juge pas nécessaire pour le moment. Il faut, en un mot, que le cancéreux
meure aujourd'hui, avec l'espérance qu'il va
guérir demain.

CHAPITRE II

LE CANCER DE LA LANGUE

I. — LE DIAGNOSTIC.

Ulcération plus ou moins étendue, siégeant
d'habitude sur les bords de la langue, tiers anté-
rieur ou partie moyenne, déprimée en encoche,
de couleur rouge plus ou moins vif, donnant au
palper une légère sensation d'induration. Souvent, dans le voisinage, une dent (canine ou
molaire), en mauvais état, ou une leucoplasie
linguale ou jugale.

Les douleurs, terribles à la période ultime
(irradiations dans l'oreille), manquent au début.
Envahissement rapide des ganglions cervicaux.
Dans d'autres cas, c'est plus qu'une ulcération :
c'est une masse plus volumineuse, saillante,
débordant franchement le rebord de l'organe,
reposant sur le rempart alvéolo-dentaire, végétante et montrant un centre ulcéré, sanieux,

infecté, constitué soit par une sorte de bourbillon, soit par des tissus sphacélés. Diagnostic avec la tuberculose et la syphilis. (Biopsie (1). Traitement spécifique : mercure, arsenic, *pas d'iodure.*)

II. — LE TRAITEMENT.

A. — *Le traitement de la leucoplasie buccale précancéreuse.*

Les leucoplasies bucco-linguales subissant la dégénérescence épithéliale, de 20 à 50 fois pour 100, supprimer toute cause d'irritation (physique, chimique, mécanique), tabac, boissons alcooliques, mets épicés : enlever les mauvaises dents, arrondir les bords tranchants, obturer les cavités, surveiller les appareils de prothèse dentaire. Propreté absolue de la bouche par le brossage des dents et les gargarismes émollients.

Pas de cautérisations intempestives : ni acide chromique, ni acide salicylique à dose concen-

______

(1) PAUTRIER. Conduite à tenir en face d'une lésion de la langue de diagnostic indéterminé. (*Bulletin médical*, 18 février 1911.)

trée, ni chlorure d'or, ni sels de mercure, ni acide lactique, ni nitrate d'argent, ni même teinture d'iode.

Soumettre le malade au traitement spécifique sous forme d'injections (MILIAN), huile grise ou calomel.

Bains locaux, alcalins, pulvérisations avec liquides indifférents (eau bouillie, eau de Vichy, eau boriquée à 5 p. 1000 ; eau salée à 7 p. 1000), solutions faibles d'acide salicylique.

Acide salicylique................	1 gr.
Glycérine neutre	40 gr.
Eau distillée	1000 gr.

(VIAU.)

Ces lavages seront pratiqués quatre fois par jour. Après chacun d'eux, on badigeonnera avec le collutoire suivant :

Hydrate de chloral	1 gr.
Menthol.....................	0 gr. 25
Borax	20 gr.
Glycérine neutre	100 gr.

(VIAU.)

Ou encore, après avoir séché les parties malades, on pratiquera, tous les soirs, un attouchement des plaques avec un pinceau imprégné de baume du Pérou.

```
Chlorhydrate de cocaïne .......    0 gr. 05
Acide borique pulvérisé .,......  )   ââ
Baume du Pérou ............   )   1 gr.
Vaseline..................... .   40 gr.
                             (BESNIER.)
```

Récemment, on a recommandé les applications de décoction d'airelle. La décoction se prépare en mettant à macérer 200 grammes d'airelle dans 500 grammes d'eau pendant plusieurs heures, puis en faisant réduire, par ébullition, à 300 grammes.

Dans les cas où les traitements ci-dessus auraient échoué, on pourrait, selon le professeur A. ROBIN, pratiquer plusieurs fois par jour des gargarismes et des pulvérisations avec de l'eau de Saint-Christau (eau bicarbonatée ferrugineuse et cuivreuse). L'effet résolutif du cuivre sur les tissus épithéliaux en voie d'hypergénèse et de parakératose a suggéré l'idée à AVIERINOS de traiter les plaques leucoplasiques par les attouchements au sulfate de cuivre.

On se sert de la solution suivante :

```
Sulfate de cuivre .............    2 gr.
Eau distillée ................... )
Glycérine neutre ............. )  ââ 10 gr.
```

(Bien assécher la muqueuse buccale avant de toucher la surface des plaques, avec un morceau de coton hydrophile imbibé de ce liquide et monté autour d'une mince tige de bois dur. Cautériser tous les jours, pendant vingt jours, le matin, après un bain de bouche à l'eau de guimauve. Repos de dix jours et reprendre.)

La solution peut être dédoublée au début pour tâter la susceptibilité du malade.

Dans la clientèle de ville, on pourra enfin avoir recours à l'électrothérapie. CONSTANTIN (1) préconise l'emploi de l'étincelle de résonance directe. Après anesthésie locale (tampon imbibé de cocaïne à 20 p. 100) on projette, pendant quelques secondes, une pluie de petites étincelles sur la région à traiter. Le lendemain, apparaît une escharre qui disparaît en trois jours et la réparation s'obtient en quinze jours environ. L'auteur rapporte 10 observations de leucoplasies diverses d'où il conclut que l'étincelle de haute fréquence est supérieure aux autres modes de traitement.

B. — *Le traitement du cancer de la langue.*

1º *Les hémorragies.* — Arrivé à sa période

____

(1) *Ann. de Dermat. et de Syphil.*, nº 2, février 1911, pp. 91-93.

avancée, le cancer de la langue est redoutable par les hémorragies fréquentes et abondantes qu'il occasionne. Je ne citerai que pour mémoire le traitement chirurgical, consistant dans la *ligature de l'artère linguale des deux côtés*, mais nous avons à notre disposition, indépendamment du traitement chirurgical et des médicaments vaso-constricteurs connus, deux agents thérapeutiques qui rendront les plus grands services aux praticiens, dans les cas d'urgence. Ce sont l'*eau oxygénée* et l'*adrénaline*. La première s'emploiera à doses variables, en gargarismes, dans les cas de suintements et en badigeonnages, ou pure, dans les cas d'hémorragies plus importantes.

L'*adrénaline* sera employée en solution au millième, en attouchements. La difficulté pratique est d'avoir des solutions fraîches, car ces solutions, au contact de l'air, s'altèrent rapidement.

Mahu emploie des poudres d'adrénaline au vingtième :

Adrénaline	0 gr. 10
Chlorure de sodium	0 gr. 90
Acide tartrique.................	0 gr. 05
Sucre ordinaire.................	0 gr. 95

La solution obtenue avec cette poudre diffère peu de la solution ordinaire au centième dans le sérum physiologique à 9 p. 100 de chlorure de sodium.

Ou encore :

Adrénaline	0 gr. 05
Acide tartrique	0 gr. 05
Chlorure de sodium	0 gr. 90

Comme mesure, on emploie de toutes petites cuillers, l'une d'une capacité d'un centigramme de poudre (un demi-milligramme d'adrénaline), dose pour X gouttes d'eau ; l'autre de 2 centigrammes pour XX gouttes d'eau. Un compte-gouttes bien calibré complétera les quelques instruments nécessaires pour faire rapidement des solutions d'adrénaline au millième.

Les attouchements sont faits, en général, tous les deux jours.

ECHTERMEYER (1) a rapporté le cas d'un cancer de la base de la langue amélioré par des injections d'*adrénaline*.

On n'oubliera pas les autres adjuvants habituels (repos absolu de l'organe, succion de petits fragments de glace, etc...).

2° *Les douleurs.* — Les gargarismes analgésiques et émollients, renouvelés plusieurs fois par

____

(1) *Berlin. Klin. Woch.*, 1911, n° 31.

jour, seront recommandés. On pourra utiliser une quelconque des formules suivantes, dues à Bardet.

Gargarismes analgésiques.

A.	Essence de citron....	X gttes
	Chlorhydrate de cocaïne.........	0 gr. 20
	Glycérine.....................	40 gr.
	Eau .... Q. S. pour	1 lit.
B.	Essence de menthe	X gttes
	Saccharine	0 gr. 10
	Chlorhydrate de cocaïne	0 gr. 30
	Glycérine.....................	20 gr.
	Elixir parégorique	40 gr.
	Alcool à 90° .... Q. S. pour	90 cmc.

(Une cuillerée à café dans un grand verre d'eau tiède.)

L'*anesthésine*, qui est un composé chimique nettement défini (éther éthylique de l'acide para-amidobenzoïque), est complètement inodore et insipide. Placée sur la langue, elle produit instantanément une sensation anesthésique particulière. Elle agit comme anesthésique local, sans produire d'irritation préalable de la muqueuse et a le grand avantage, sur la cocaïne, de ne pas être toxique et sur l'orthoforme, de rester stable et de ne pas se décomposer au contact des corps gras. Son emploi rendra de très grands services au praticien. On pourra également employer tous les médicaments utilisés d'habitude contre l'otalgie.

CHAPITRE III

LE CANCER DU LARYNX

I. — Le diagnostic.

1º *Les symptômes fonctionnels.*

L'*enrouement* est précoce et constant : peut précéder les autres symptômes de plusieurs années : mais la perte de la voix est rarement aussi complète que dans la tuberculose laryngée.

La douleur a son siège du côté du larynx et du pharynx, d'une ou des deux oreilles. Augmentée par la déglutition.

Les *troubles respiratoires* (dyspnée, cornage), symptomatiques de la sténose laryngée, à marche progressive selon l'étendue de la lésion.

La toux, rauque, spasmodique, rejette fréquemment des fragments de néoplasme, des crachats sanieux, parfois du pus (dans les cas de périchondrite).

Les *hémorragies* rares, peu abondantes.

L'*haleine* devient fétide, lorsque le néoplasme est ulcéré.

La *déglutition* est plus ou moins difficile d'après le siège élevé ou profond du cancer. L'envahissement des parties supérieures du larynx peut la rendre totalement impossible.

2º *Les symptômes physiques.*

A la palpation, on constate une hypertrophie en masse du larynx avec adénite ganglionnaire correspondante.

L'inspection, à l'œil nu, peut permettre parfois d'apercevoir les cancers de l'épiglotte ou de l'ouverture supérieure du pharynx.

Le *toucher* permet de sentir ces néoplasmes haut situés et d'en apprécier la consistance, les aspérités, les ulcérations, etc...

L'examen au laryngoscope permet seul d'affirmer un diagnostic hésitant. L'aspect de la tumeur est variable : tantôt ce sont des nodosités formant plus ou moins saillie, tantôt des ulcérations, tantôt des fongosités en forme de choux-fleurs, qui peuvent arriver à obstruer la lumière laryngée.

c) La mort survient, soit par *cachexie*, soit

par *asphyxie* (obstruction par le néoplasme, œdème de la glotte).

3° *Le diagnostic différentiel*, surtout au début, offre parfois des difficultés.

a) *Tumeur végétante.* — Se différenciera : du *fibrome* par son siège (qui est généralement sur la bande ventriculaire), sa diffusion, sa couleur sale, la rougeur inflammatoire des parties voisines ; de la *syphilis laryngée*, par les commémoratifs, l'âge du malade, l'influence du traitement spécifique.

b) *Tumeur fongueuse.* — Le papillome est, en quelque sorte, plus nettement papillaire, sans zône avoisinante inflammatoire. La syphilis pourra encore être différenciée au moyen du traitement spécifique.

Dans le cas de cancer, apparaîtront bientôt l'adénite, les modifications de l'état général, qui imposeront le diagnostic.

II. — LE TRAITEMENT.

1° *La douleur.* — On essaiera, à l'intérieur, tous les analgésiques habituels, qui suffisent quelquefois (antipyrine, exalgine, pyramidon, phénacétine, cachets Gau, etc...).

On aura recours aux applications sédatives (insufflations, pulvérisations). La poudre de morphine, la cocaïne, l'anesthésine, l'orthoforme, le diiodoforme sont à conseiller et à employer alternativement, dès que l'action de l'un de ces médicaments commence à s'épuiser.

L'*insufflation*, faite un quart d'heure à vingt minutes avant toute tentative d'alimentation, soit par le praticien à l'aide du lance-poudre de Kabierke, soit por le malade lui-même, avec le tube de Leduc, produira une sédation momentanée, un calme temporaire, suffisants, dans la majorité des cas, pour permettre au malade de se nourrir.

Le tube de Leduc est un tube de verre de 20 à 25 centimètres de long et de 6 millimètres environ de diamètre, muni, à l'une de ses extrémités, d'une crosse ayant une longueur de un centimètre et faisant un angle de 100° avec le corps de l'instrument : à 4 centimètres de l'autre extrémité, se trouve une courbure d'environ 145°. Après avoir étalé sur une surface bien propre la poudre anesthésique, le malade introduit le tube dans la bouche, la crosse en bas et l'angle de celle-ci contre la paroi postérieure du pharynx : il applique ensuite l'autre extrémité de l'instrument sur la poudre et il aspire ; la poudre, entraînée par le courant d'air, pénètre profondément dans les voies respiratoires et vient recouvrir la muqueuse du larynx, les cordes vocales et la trachée, d'une couche uniforme, comme il est facile de s'en assurer en pratiquant l'examen laryngoscopique, immédiatement après cette manœuvre. Ces aspirations sont répétées, suivant le cas, de deux à six fois par jour.

Voici quelques formules de poudre à insuffler :

Chlorhydrate de morphine ....
Chlorhydrate de cocaïne.............
Gomme arabique ....
Sucre de lait .... } ââ

ou :

Poudre de chlorhydrate de morphine. } ââ
Poudre de sucre de lait.............. } 2 gr.
Poudre de gomme arabique ....   1 gr.

(LERMOYEZ.)

Le sucre de lait rend la poudre plus maniable, la gomme plus adhérente : elle doit être fine. Conserver la poudre à l'abri de l'humidité.

Chlorhydrate de morphine ....   1 gr.
Dermatol.......................   10 gr.

(LUC.)

ou :

Stovaïne ....
Pyramidon............................
Orthoforme..........................
Diiodoforme......................... } ââ

ou :

> Diiodoforme en poudre impalpable...   8 gr.
> (2 à 3 pincées, pour aspirer toutes les 2 ou 3 heures.)

ou :

> Diiodoforme....................   8 gr.
> Chlorhydrate de cocaïne ......   Huit cgr.
> Chlorhydrate de morphine ....   Quatre cgr.
>   (LEDUC.)

D'après NEUMAYER, l'insufflation intralaryngienne de 0 gr. 20 *d'orthoforme* basique ou de chlorhydrate d'orthoforme, amène, en quelques minutes, une analgésie complète, qui, selon les circonstances, peut durer de 3 à 40 heures.

Les insufflations *d'anesthésine* sont à recommander, ce médicament paraissant complètement dépourvu de toxicité.

> Anesthésine .... Dix cgr.
>   (LACROIX.)
> (Pour un paquet à insuffler.)

Les *pulvérisations* chaudes seront faites au moyen d'un pulvérisateur à chaudière : elles ont l'avantage de décongestionner et de désinfecter, dans une certaine mesure, la muqueuse laryngée. L'emploi des pulvérisations (même simplement d'eau chaude) demande à être sur-

veillé de très près, au moins au début, pour tâter
la susceptibilité du malade. Celui-ci devra, pendant la pulvérisation, être couché, de façon à ce
que le liquide descende suffisamment dans la
gorge, et sans recourir au gargouillement habituel qui est plutôt nuisible.

On se servira de pulvérisations avec l'eau de
laurier-cerise, ou avec une décoction de guimauve
et de pavot ou avec une cuillerée à café des solutions suivantes, dans la valeur d'un verre d'eau :

Chlorhydrate de cocaïne	2 gr.
Chlorhydrate de morphine	1 gr.
Antipyrine	1 gr.
Glycérine neutre	60 gr.

(BARBARY.)

ou :

Pyramidon....................	2 gr.	
Chlorhydrate de cocaïne ou sto- vaïne...........	0 gr. 20 à	0 gr. 50
Chlorhydrate de mor- phine	0 gr. 10 à	0 gr. 20
Eau de laurier-cerise	60 gr.	

Les *badigeonnages* du larynx seront, dans
certains cas, utiles. FIESSINGER et MAHU ont
recommandé des badigeonnages avec la solution d'adrénaline à 1 p. 1000 : ce sont surtout
les cancers ulcérés qui bénéficieraient de ce

mode de traitement : l'application peut en être continuée pendant quelques semaines.

Il en est de même des badigeonnages avec une solution à 10 p. 100 de chlorhydrate d'orthoforme, proposés par NEUMAYER, ou des applications intralaryngiennes d'une émulsion contenant 25 grammes d'orthoforme pour 100 grammes d'huile d'olive (KASSEL).

On pourra également se servir d'une des solutions suivantes :

Extrait d'opium...............	0 gr. 50
Extrait de belladone	0 gr. 50
Eau distillée de laurier-cerise ...	20 gr.

ou bien :

Acide phénique.	Dix cgr.
Chlorhydrate de cocaïne	Trente cgr.
Chlorhydrate de morphine	Trente cgr.
Antipyrine	2 gr.
Eau distillée	30 gr.

(MOLINIÉ.)

(*Usage externe.*)

2º *La fétidité de l'haleine* sera combattue par les lavages de bouche fréquents avec quelques gouttes d'alcool de menthe phéniqué à 1 p. 60, dans un demi-verre d'eau bouillie. Contre la *salivation*, on utilisera des bains de bouche avec de l'eau de Vichy ou de l'eau boro-oxygénée.

3° Si l'obstruction du larynx par le néoplasme ou par l'œdème rend l'asphyxie imminente, on pratiquera la trachéotomie.

4° Enfin, dans les cas où toute déglutition serait rendue impossible, on aura recours à l'alimentation par voie rectale, suivant la technique que l'on trouvera exposée en détails, dans le chapitre traitant du cancer de l'estomac.

CHAPITRE IV

LE CANCER DE L'ŒSOPHAGE

A — *Les symptômes fonctionnels.*

1° *La dysphagie*. — Symptôme capital, le premier en date, survenant lentement et progressivement, le malade accusant, au début, une gêne à la déglutition ; plus tard, une impossibilité absolue. L'arrêt des aliments se produit, en général, au niveau de la tumeur, mais pas toujours, l'arrêt du bol alimentaire en un point de l'œsophage n'indiquant pas nécessairement en chaque cas, le siège exact du néoplasme (1). La sténose se montre complète, aussi bien pour les solides que pour les liquides, environ vers le huitième mois.

---

(1) L. LAMY. *Etude statistique de 134 cas de cancers de l'oesophage et du cardia* (Thèse, Paris, 1910).

2º *La douleur.* — Symptôme très inconstant, variable dans la date de son apparition, se montrant parfois en même temps que la dysphagie, mais, en règle générale, n'apparaissant qu'un ou deux mois après celle-ci. Peut se manifester exclusivement à l'occasion de la déglutition ou existe même en dehors des repas et être, dans ce cas, exagérée lors du passage des aliments.

Le point douloureux maximum correspond d'habitude au siège de la tumeur, mais ce n'est pas une règle absolue. Ce qui semble plus fixe, ce sont les irradiations de la douleur spontanée ou provoquée (propagation dans le dos, entre les deux omoplates, dans l'épaule gauche et la moitié gauche du thorax, plus rarement enfin dans l'épaule droite, la région épigastrique, le cou, la tête).

Parfois, les douleurs, peu accentuées dans le courant de la journée, semblent augmentées par la position horizontale et rendent le sommeil impossible.

3º *La régurgitation ou vomissement œsophagien* consiste dans le rejet, hors de la bouche, sans effort de vomissements, des aliments arrêtés dans l'œsophage.

Ceux-ci peuvent être rendus avec des efforts

de toux les faisant jaillir violemment par la bouche et même le nez (cancers siégeant au tiers supérieur de l'œsophage) : cette forme est rare. Le plus souvent, ils sont ramenés vers la bouche sans nul effort, par la seule contraction antipéristaltique de l'œsophage, par une sorte de rumination (cancers siégeant aux tiers moyen et inférieur).

Ces régurgitations ont lieu, soit pendant le repas, soit après l'ingestion des premières bouchées alimentaires, soit aussitôt le repas terminé, soit plus tardivement encore, s'il existe une dilatation au-dessus de la tumeur. Les aliments ainsi rejetés sont à peine modifiés et accompagnés de mucosités et de salive en quantité toujours élevée, ainsi que quelquefois de sang.

B. — *Les symptômes généraux.*

Anémie, comme dans tous les cancers.
Amaigrissement variable.
Appétit conservé dans 70 p. 100 des cas : le malade ne mange pas parce qu'il redoute les malaises accompagnant la déglutition.

C. — *Les signes physiques.*

a) *Le cathétérisme.* — Exercer, au moyen de

la sonde, une pression douce, prolongée, sans brusquerie ; le retrait de la sonde donne la sensation d'un ressaut lorsque l'olive franchit, en remontant, l'obstacle œsophagien.

Le retrait par la sonde de sang, de pus, de fragments de tumeur, constitue un excellent signe diagnostique en faveur du cancer.

Certains spasmes ne cèdent pas devant la sonde.

b) *La radioscopie.* — Les épreuves combinées du bismuth (en cachet, en suspension dans l'eau, incorporé à une bouillie) renseignent avec précision et sans dangers, sur la longueur et le degré de la sténose. Dans le cas de spasme, le cachet s'arrête en un point de l'œsophage, remonte et descend violemment dans l'estomac, sous l'influence des contractions péristaltiques et anti-péristaltiques de l'œsophage : la bouillie avec du bismuth s'arrête également, présente les mêmes mouvements d'ascension et de descente et tombe finalement dans l'estomac, sans donner l'impression de traverser un passage rétréci.

Dans le cas d'une sténose organique, le cachet de bismuth s'arrête en un point, subit quelques mouvements rythmiques d'ascension et de descente, se déforme, s'aplatit et franchit le rétrécissement en s'effilant : la bouillie et le lait de bismuth s'accumulent au-dessus de la sténose et franchissent la portion rétrécie, en projetant sur l'écran une ombre d'autant plus étroite que la lumière de l'œsophage est plus réduite.

c) *L'œsophagoscopie.* — Cette méthode est basée sur le principe de la vision rectiligne, à l'extrémité d'un tube et à l'aide d'un appareil d'éclairage. Les malades sont placés dans la position, la tête renversée, suivant la position classique des avaleurs de sabre (1). Dans le cas de cancers, l'œsophagoscopie permet de distinguer les aspects suivants :

1º Bourgeons épithéliomateux obstruant la lumière du tube et saignant au moindre contact (forme la plus ordinaire) ;

2º D'autres fois, ulcération plus ou moins large, reposant sur un épaississement de la muqueuse qui a l'air d'être déchiquetée.

3º Enfin, d'autres fois — et c'est le cas le plus difficile à diagnostiquer — la muqueuse semble comme soulevée, refoulée par une masse

------

(1) Guisez. Essai de traitement du cancer de l'œsophage par les applications locales et directes de radium. (*Conférences sur les applications médicales du radium faites au Muséum d'Histoire naturelle.*)

qui s'est développée dans l'intérieur même de la paroi de l'œsophage, qui est rouge, lisse, infiltrée : c'est la forme interstitielle, profonde du cancer de l'œsophage.

Mais, quelle que soit la forme, il est des signes objectifs permanents. L'infiltration et l'induration des parois au pourtour de la tumeur, donnent, à la portion de l'œsophage atteinte par le néoplasme et ses prolongements, un aspect caractéristique. La paroi œsophagienne, si mobile d'ordinaire, *ne suit plus les mouvements respiratoires* et, lorsque la tumeur n'a pas atteint la circonférence de l'œsophage, on est frappé par l'immobilité de la partie malade qui semble raidie et figée.

Les complications du cancer de l'œsophage.

A. *Les complications cardio-vasculaires.* — De quelques filets de sang à un litre. Excellent symptôme, mais inconstant.

B. *Les complications laryngo-trachéo-pulmonaires.* — Communes, mais n'existent pas dans tous les cas.

a) *La dyspnée, la toux, les troubles de la voix,* dus à une compression simple de la trachée et des bronches (par la tumeur, les adénopathies ou la portion dilatée de l'œsophage) ou à une lésion des nerfs récurrents ou pneumogastriques.

La lésion du récurrent produira une paralysie des cordes vocales : celle du pneumogastrique amènera des troubles circulatoires du côté du poumon.

b) *Les perforations de la trachée ou des bronches*, d'où fistules œsophago-trachéale ou bronchique. Dyspnée et toux à l'occasion de la déglutition.

c) *Les complications pleuro-pulmonaires.* — Broncho-pneumonie, gangrène pulmonaire ; perforation œsophago-pleurale avec pleurésie purulente. Pleurésie séreuse sans perforation. Tuberculose pulmonaire fréquente.

II. — *Le traitement.*

Si le malade s'y soumet et si les conditions sont favorables, on aura recours à la *gastrostomie*, opération palliative certes, mais qui a permis parfois à l'œsophage mis au repos de devenir de nouveau perméable aux aliments ; le malade peut revenir momentanément à la vie, se nourrir même par la bouche, mais la cachexie réapparaît bientôt.

Les agents thérapeutiques dont nous disposons pour lutter comme les grands symptômes du cancer de l'œsophage sont d'une efficacité bien relative et c'est aux injections de morphine que le praticien aura recours, dans la majorité des cas.

La dysphagie. — Les pastilles suivantes, administrées à la dose d'une ou deux, avant chaque repas, diminueront de façon notable la dysphagie.

Chlorhydrate de cocaïne	deux milligrammes 5
Chlorhydrate de mor-phine	cinq milligrammes
Antipyrine	0 gr. 10
Sucre	0 gr. 30
	(ROSENHEIM.)

(Mêler. Pour une pastille).

On pourra également donner, trois ou quatre fois par jour, XV gouttes du mélange ci-dessous, sur un morceau de sucre que le malade placera profondément dans sa bouche et qu'il laissera fondre lentement.

Chlorhydrate de dionine	}	ââ
Chlorhydrate de codéine	}	0 gr. 10
Chlorhydrate de cocaïne		0 gr. 25
Valérianate d'ammoniaque	}	ââ
Eau d'amandes amères	}	7 gr. 50
		(WEISSENBERG.)

LIEBERMEISTER (1) dit que l'ingestion méthodique de petites quantités *d'eau oxygénée* facilite grandement l'alimentation buccale. On donne au malade un verre d'une solution à 1 ou 2 p. 100 de peroxyde d'hydrogène et on recommande d'en avaler une gorgée, toutes les heures. La désinfection et le nettoyage mécanique que l'eau oxygénée opère à la surface des lésions cancéreuses, augmentent la perméabilité du rétrécissement. S'il s'agit d'une sténose absolue, le malade est alimenté par voie rectale, pendant deux ou trois jours et, durant ce temps, ne prend par la bouche que de l'eau oxygénée. On fait alors une tentative prudente d'alimentation buccale liquide qui réussit le plus souvent.

La *dyspnée* symptomatique d'une compression de la trachée ou des bronches sera traitée par l'*éther éthylique*, en inhalations ou à l'intérieur (sirop, perles, liqueur d'Hoffmann) ; l'*oxycamphre* (en solution alcoolique à 50 p. 100, à la dose de XX gouttes sur un morceau de sucre, à répéter cinq à six fois par 24 heures) ; le *validol* (X gouttes sur un morceau de sucre) ; les *inhalations d'oxygène*.

On pourra prescrire également la potion sui-

---

(1) *Munch. Méd. Woch.*, 19 sept. 1911.

vante que le professeur A. ROBIN ordonne dans les accidents dyspnéiques chez les tuberculeux et qui m'a donné, en maintes occasions, de bons résultats :

Bromure de potassium .... 6 à   10 gr.
Eau distillée de laurier-cerise ......   5 gr.
Sirop d'éther ....   30 gr.
Eau distillée de valériane.........   110 gr.

(Une cuillerée à soupe en cas d'étouffements ; une seconde, une demi-heure après, si nécessaire ; ne pas dépasser trois cuillerées à soupe en deux heures.)

GUISEZ vante les bons effets de la *radiumthérapie* locale avec des quantités de bromure de radium variant entre 8 et 10 centigrammes, et appliqué jusqu'à 5 à 6 heures au maximum ; les séances seront aussi rapprochées que possible et aussi prolongées que le permettent les forces du malade. L'effet obtenu est assurément inconstant : néanmoins, dans 7 cas, il s'est traduit par les résultats suivants :

a) L'augmentation du calibre de l'œsophage.

b) L'arrêt de l'évolution de la tumeur.

c) L'effet a été d'autant plus satisfaisant que la tumeur siégeait plus haut.

Il s'agit donc là d'un palliatif des plus puissants.

CHAPITRE V

LE CANCER DE L'ESTOMAC

I. — LE DIAGNOSTIC.

A. *Le diagnostic clinique.*

Début généralement obscur, marche progressive ; quelquefois, mais rarement, début brusque ; peut succéder à un ulcère d'estomac.

La maladie constituée présente comme principaux symptômes :

a) *L'anorexie*, souvent élective pour la viande, les graisses, le vin : parfois, au contraire, l'appétit peut être conservé et même augmenté.

b) *La douleur*, n'a pas le caractère aigu de la douleur de l'ulcère, semble plus sourde, plus profonde, plus lancinante ; peu accentuée dans le cancer des faces ; s'accompagnant de douleurs à la déglutition dans le cancer du cardia : paraissant être plus violente dans le cancer du pylore, par suite de la stase qu'il occasionne.

c) Les *vomissements* sont rarement précoces, sauf dans le cancer du cardia.

Ils surviennent, soit le matin à jeun ou dans la journée (vomissements glaireux et pituiteux), soit quelques heures après le repas (vomissements alimentaires). La moitié du temps, ils sont *marc de café*, par suite du sang altéré qu'ils renferment et constituent alors un symptôme de premier ordre en faveur du cancer.

d) Les *troubles intestinaux* font rarement défaut : d'habitude, on note de la constipation, la diarrhée n'apparaissant qu'au stade avancé de la maladie.

e) La *tumeur* peut être perçue à la palpation dans la région sus-ombilicale, mais les cas sont fréquents où on ne la trouvera pas : le siège en est, d'ailleurs, des plus variables.

f) Les *métastases*. — On recherchera s'il existe des métastases dans les organes voisins (foie, épiploon, péritoine, ombilic, peau) ou des adénopathies à distance. Ces dernières, dont on a exagéré la fréquence, se rencontrent principalement au niveau des ganglions sus-claviculaires gauches, et parfois droits. On en a signalé également dans les organes les plus divers. Leur existence assombrit le pronostic, en ce sens qu'ils interdisent formellement toute intervention chirurgicale.

g) *La cachexie.* — Coloration jaune paille des téguments, caractéristique ; amaigrissement extrême ; œdème ; phlegmatia alba dolens.

B. — *Le diagnostic par les méthodes physiques* (1).

a) La *gastrodiaphanie* est un procédé d'inspection de l'estomac réalisé par l'éclairage électrique à l'intérieur de cet organe. A l'intérieur d'un tube de caoutchouc passent deux fils conducteurs qui aboutissent à une lampe d'Edison placée à l'extrémité gastrique du tube, tandis que du côté supérieur, les fils peuvent être articulés avec les conducteurs d'une batterie électrique pourvue d'un interrupteur du courant. La lumière est fournie, soit par un accumulateur, soit par une pile électrique. Pour augmenter l'intensité de la lumière, la lampe d'Edison est enfermée dans une petite cloche en verre.

Les tumeurs gastriques siégeant à la paroi antérieure de l'organe donnent naissance à des taches sombres superposées à la partie éclairée. D'après

----

(1) Frenkel, *Maladies de l'estomac*, Baillière, 1900.

Schwartz (1), les sarcomes riches en tissu conjonctif sont très diaphanes, tandis que les carcinomes riches en cellules sont opaques.

La gastrodiaphanie, qui, à elle seule, ne peut pas permettre d'affirmer le diagnostic d'un carcinome du pylore, peut être utile, lorsqu'on a reconnu l'existence d'une tumeur, pour en déterminer le siège au niveau de l'estomac ou dans le voisinage.

b) La *gastroscopie* est un procédé d'inspection directe de la muqueuse stomacale, à l'aide d'un instrument pourvu d'une source lumineuse et d'un système de lentilles. Le premier appareil, dû à Mikulicz, se composait d'un tube métallique coudé, pourvu d'une lampe électrique à son extrémité gastrique et d'un appareil optique réparti sur les divers segments du tube.

Le pylore normal se présente, au gastroscope, sous la forme d'une fente oblongue, ovale, ronde ou triangulaire, autour de laquelle se dessine une couronne de plis épais, rouge vif, séparés par des sillons profonds. Dans le cas de cancer, les plis et sillons autour de la fente pylorique sont à peine accusés, le pylore normalement mobile et se plissant facilement, étant transformé, à la suite de

----

(1) *Beitr. Z. Clin. Chir.*, T. XIV, cité par Starck.

l'infiltration carcimonateuse, en un anneau rigide : d'où disparition des sillons et des plis. En même temps que les plis disparaissent, la portion de la muqueuse voisine du pylore présente des taches, des plaques, des arborisations, les unes pâles, les autres rouges, ou bleues, qui sont dues à des lésions vasculaires si communes dans le voisinage du cancer.

c) Je ne ferai que mentionner les *photographies de l'intérieur de l'estomac*, proposées par O. SCHAUF, BIAL, LANGE, dans le but d'éviter les inconvénients de la méthode précédente, en substituant une plaque photographique à l'œil de l'observateur.

d) *La radioscopie et la radiographie.* — L'examen gastrique, au moyen de cette méthode, comprend l'ingestion d'une suspension homogène de bismuth destinée à provoquer une opacité artificielle sur l'écran. Une dose de 20 grammes de sous-nitrate de bismuth est incorporée à 200 grammes de tapioca ou de mucilage gommeux aromatisé : elle est ingérée, en se servant d'un verre, devant l'écran même. L'estomac normal présente à peu près le même aspect ; une partie supérieure claire (chambre à air) ; une partie moyenne opaque, à direction verticale, de forme allongée, une partie inférieure opaque, à direction horizontale et plus courte que la précédente, atteignant la ligne médiane, en la dépassant légèrement. La hauteur totale varie de 13 à 23 centimètres.

Dans le cancer du pylore, on a noté un rétrécissement ou une obstruction complète de la lumière de l'estomac dans la région correspondant à la tumeur (HOLZNECHT et JONAS) ; une diminution des contractions stomacales, avec disparition sur l'écran de la portion horizontale de l'estomac (TUFFIER et JONAS).

Les résultats obtenus ne sont pas caractéristiques : quelques-uns favorables permettent de reconnaître la tumeur d'une face, sous forme d'une tache claire sur le fond noir de la bouillie au bismuth, quelquefois des coudures ou des modifications de l'extensibilité, des échancrures ou encoches permanentes sur un de ses bords (pylore, face antérieure, bords supérieurs ou inférieurs). Les taches et encoches permanentes permettent de conclure à l'existence d'une lésion, mais non d'en affirmer la nature.

c) *La détermination du siège de la tumeur après insufflation de l'estomac et du gros intestin.* Par ce procédé, on observerait, d'après SCHIFF (1), les modifications suivantes :

____

(1) *Centr. f. die Grenzgeb. der Med. u. Chir.*, 1898, n°ˢ 12 et 13.

TUMEURS	APRÈS INSUFFLATION DE L'ESTOMAC	APRÈS INSUFFLATION DE L'INTESTIN
a) du pylore.	Se déplace à droite et en bas (d'après Rosenheim, quelquefois à droite et en haut.)	Toutes les tumeurs de l'estomac se déplacent en haut.
b) de la face antérieure, de la grande courbure.	Paraissent plus étalées et moins bien délimitées.	
c) de la petite courbure.	Disparaissent complètement.	

C. — *Le diagnostic par les méthodes chimiques.*

a) *L'examen chimique du contenu stomacal. — L'acide chlorhydrique.* — L'achlorhydrie, ou l'absence d'acide chlorhydrique libre dans le contenu de l'estomac, en pleine période digestive, représente un des signes les plus constants du cancer de l'estomac, signe relativement précoce, mais qui n'a pas de valeur pathognomonique.

L'acide lactique. Sa constatation dans le contenu de l'estomac a également une valeur relative, surtout quand elle coïncide avec l'achlorhydrie.

La pepsine. Toujours diminuée, ne manque que dans la minorité des cas. Le *ferment lab* ne fait jamais défaut. La *transformation des féculents en sucre* s'accomplit normalement.

La *présence du pus*, soit dans les matières retirées de l'estomac par la sonde, soit dans les vomissements, aurait une certaine importance.

Mais le symptôme capital, permettant d'affirmer sans aucun doute, l'existence d'un cancer, est la constatation au microscope, dans la masse chymeuse retirée par la sonde, de *minimes parcelles de néoplasmes.*

b) L'*examen des urines* pourra renseigner sur l'état général de la nutrition, mais ni la diminution de l'urée, des phosphates ou des chlorures, ni l'indicanurie, ni la peptonurie, ne peuvent être considérées comme appartenant en propre au cancer.

c) Il en est de même de l'*examen du sang.* Diminution du nombre des hématies et de leur teneur en hémoglobine, la valeur globulaire diminuée, l'augmentation du nombre des leucocytes, la disparition de la leucocytose digestive, constituent des phénomènes relevant de causes diverses, et non du cancer.

e) Le *chimisme respiratoire* ne présente pas de type stable et subit des variations considérables suivant les symptômes dominants (A. ROBIN et M. BINET).

f) *L'examen des fèces.* — Les hémorragies occultes des voies digestives constituent un phénomène fréquent dans le cancer des voies digestives. Je renvoie, pour la mise en évidence du sang dans les matières, au chapitre où il est traité du cancer de l'intestin.

D. — *Le Diagnostic du siège du cancer.*

a) *Le cancer du cardia* débute par la dysphagie. (Voir cancer de l'œsophage). Le cathétérisme œsophagien fixera le diagnostic, en montrant de la résistance à la partie inférieure de l'œsophage et parce que la sonde peut ramener, soit du sang frais ou décomposé, soit plus rarement des fragments de néoplasme.

b) *Le cancer des faces et des courbures.* — La marche de l'affection est plus lente, la cachexie moins rapide, les vomissements moins fréquents : le cancer de la grande courbure est remarquable par sa mobilité.

c) *Le cancer du pylore.* — Marche rapide, cachexie précoce, sténose pylorique avec distension secondaire de l'estomac, vomissements abondants.

L'insufflation de l'estomac rendra de grands services pour le diagnostic du siège de la tumeur.

E. — *Le diagnostic différentiel.*

Nous venons de voir de combien peu d'importance étaient les symptômes récemment décrits comme soi-disant pathognomoniques du cancer de l'estomac : c'est volontairement que j'ai passé sous silence les dernières réactions (Glycyl-tryptophan, substances hémolytiques du contenu gastrique cancéreux, etc.). On trouvera tout ceci exposé en détail dans mon ouvrage « Le Cancer » (1). Le praticien devra surtout établir son diagnostic sur les signes classiques qui restent ; la tumeur, les hématémèses et les mœlena, la rétention gastrique, la cachexie. Le diagnostic différentiel devra être fait avec : (2).

a) *Les dyspepsies.* — Type de l'hypersthénie gastrique avec *augmentation* de l'acide chlorhydrique libre :

---

(1) Maloine, éditeur, 25, rue de l'école de Médecine, Paris.

(2) A. ROBIN, *Les maladies de l'estomac*, Rueff, 1901.

Type de l'hyposthénie gastrique. État général moins atteint que dans le cancer, douleurs et vomissements moindres, retentissements névropathiques. Instituer le traitement de l'affection.

Sténose pylorique. Symptômes antérieurs d'hypersthénie gastrique, conservation de l'appétit, présence d'acide chlorhydrique libre, amélioration rapide du poids et de l'état général sous l'influence du régime lacté absolu.

b) *La gastrite chronique.* — Le diagnostic avec la gastrite chronique présente quelques difficultés à la période du catarrhe acide. Dans la gastrite atrophique, la cachexie apparaît plus tardivement et l'examen chimique du contenu stomacal démontre la disparition, non seulement de l'acide chlorhydrique libre, mais encore de la pepsine et du lab ferment.

c) *L'ulcère simple.* — Age moins avancé, douleurs violentes, gastrorragies, symptômes d'hypersthénie permanente avec hyperchlorhydrie et de catarrhe acide.

d) *La neurasthénie à prédominance gastrique.* — Ni tumeur, ni vomissements noirs, ni douleur vraie. On peut constater, dans le contenu gastrique, la présence d'acide lactique et l'absence d'acide chlorhydrique libre : l'influence du traitement a son importance.

e) *L'anémie pernicieuse.* — Facies cireux et non jaune-paille, souffles vasculaires, caillot sanguin non rétractile, augmentation de la valeur et diminution du nombre des hématies, globules rouges à noyau, diminution des hématies, épistaxis, hémorragies rétiniennes.

f) Le *cancer des organes voisins.*

Le cancer de la vésicule biliaire. Ictère.

Le cancer du foie, siège dans l'hypochondre : surface de l'organe marronné : fréquemment, ascite et ictère. Le diagnostic est plus difficile, lorsqu'on a affaire à un cancer du foie secondaire à celui de l'estomac.

Le cancer de la tête du pancréas. Cachexie rapide, ictère, dilatation de la vésicule biliaire, acide chlorhydrique libre dans le contenu gastrique, stéatorrhée, azotorrhée, lipurie, glycosurie, cachexie extrêmement rapide.

Les tumeurs du duodénum. Vomissements renfermant de la bile et du suc pancréatique.

Les cancers de l'intestin. Symptômes d'obstruction intestinale ; alternatives de constipation et de diarrhée ; selles glaireuses ou sanguinolentes.

II. — LE TRAITEMENT.

1° *Le Traitement symptomatique*

a) *L'anorexie.* — De nombreux médicaments peuvent être ordonnés. Il est utile de les connaître, le praticien se trouvant dans l'obligation de les renouveler fréquemment.

On commencera par les agents usuels (noix vomique, teintures diverses, colombo, quinquina, gentiane, rhubarbe, gouttes amères de Baumé) sans en attendre, d'ailleurs, grand effet.

On donnera ensuite le *persulfate de soude*, soit sous forme de comprimés de persodine Lumière, soit sous forme de solution :

Persulfate de soude ....   2 gr.
Eau distillée ....   300 gr.

(Une cuillerée à soupe, une demi-heure avant le déjeuner et le dîner. Cesser dès que l'appétit revient, et même au bout de huit jours, s'il n'y a pas de résultats.)

Le *métavanadate de soude* :

Métavanadate de soude ....   0 gr. 03
Eau distillée ....   150 gr.

(Une cuillerée à café, une demi-heure avant le déjeuner et le dîner).

Le *vin de trèfle d'eau (ményanthe)* :

    Trèfle d'eau .... 10 gr.
    Vin rouge bouillant .... 100 gr.
(Faire infuser pendant 24 heures ; laisser refroidir, filtrer ; donner une à trois cuillerées à soupe avant les repas.)

Le *vin composé thériacal* :

(Une cuillerée à soupe un quart d'heure avant les deux repas.)

Le *condurango*, jadis considéré comme spécifique du cancer : on ne prescrira le médicament sous forme ni de vin, ni de mixture, ni de teinture composée, mais sous forme de granulé (par cuillerées à café) ou de pilules ou de cachets :

    Poudre de condurango .... 0 gr. 10
    Extrait de gentiane. .... Q. S.
(Pour une pilule.)
(1 à 6 pilules par jour.)

    Poudre d'écorce de condurango.)   ââ
    Bicarbonate de soude ....)   0 gr. 30
(En un cachet. Un cachet avant les repas.)

On pourra essayer le *chlorate de soude*, soit seul, soit avec le condurango.

    Ecorce de condurango .... 5 gr.
    Eau distillée .... 150 gr.
Faites bouillir, réduisez par ébullition à 130 grammes environ, passez avec expression et faites dissoudre :

    Chlorate de soude .... 10 gr.

Ajouter :

Sirop d'écorces d'oranges amères Q. S. pour
180 centim, cubes.

A prendre par cuillerées à soupe dans les 24 heures.

ou encore :

Chlorate de soude .... 20 gr.
Extrait fluide de condurango..... 1 gr.
Sirop de fleurs d'orangers .... 40 gr.
Eau distillée .... Q. S. pour 150 cmc.

(Donner progressivement de 2 à 5 cuillerées par jour.)

La *teinture de thuya occidentalis* a été également considérée comme spécifique. On pourra donner X gouttes, une demi-heure avant les repas, en augmentant d'une goutte par repas et par jour, jusqu'à XXX gouttes chaque fois.

b) *Les douleurs.* — Le traitement de la douleur sera d'autant plus efficace qu'il s'adressera directement à la cause occasionnelle.

S'agit-il, en effet, de douleurs dues au météorisme, aux fermentations gastriques, on s'adressera aux poudres de saturation : on fera prendre au malade, à la moindre sensation de crampe, aigreurs, pyrosis, etc., un des paquets suivants délayés dans un peu d'eau :

```
Lactose.........................   1 gr.
Magnésie calcinée ..............   1 gr. 50
Sous-nitrate de bismuth .........  )  ââ
Carbonate de chaux précipité.....  ) 0 gr. 80
Codéïne, cinq milligrammes à un centigramme
Bicarbonate de soude.............  1 gramme.
```
(A. ROBIN.)

(Mêlez exactement en un paquet.)

On devra, en même temps, substituer au régime ordinaire, le régime lacté absolu.

S'agit-il d'une douleur résultant d'une contracture, on devra s'adresser à la médication antispasmodique, avec l'eau chloroformée, l'extrait de cannabis indica, la teinture de belladone, la jusquiame, l'opium et ses dérivés.

Potion :

```
Chloroforme.....................   1 gr.
Ether sulfurique ...............   2 gr.
Mucilage de gomme arabique .....   9 gr.
Eau de fleurs d'oranger ........  30 gr.
Eau de laitue ..................  80 gr.
```
(LEMOINE.)

(A prendre par cuillerées à soupe.)

ou bien :

Paquets :

```
Extrait de belladone ...........  0 gr. 10
Sous-nitrate de bismuth ........  1 gr.
Sucre en poudre ................  1 gr.
```
(LEMOINE.)

(Pour 6 paquets = 2 paquets par jour.)

ou bien :

> Chlorhydrate de morphine, deux à   trois cgr.
> Magnésie .... 0 gr. 50
> (Pour un paquet à prendre au moment de la crise douloureuse.)

On pourra, de même, donner une cuillerée à café de la solution suivante au moment de la crise :

> Chlorhydrate de cocaïne .... ⎫ ââ
> Codéine .... ⎬ cinq cgr.
> Eau de chaux................... ⎭ 150 gr.

ou X gouttes du mélange :

> Stovaïne .... 0 gr. 30
> Chlorhydrate de morphine ...... cinq cgr.
> Eau chloroformée .... 10 gr.

ou V gouttes du mélange :

> Chlorhydrate de morphine ...... ⎫ ââ
> Extrait de belladone .... ⎬ dix cgr.
> Eau de laurier-cerise.......... ⎫ ââ
> Eau distillée .... ⎬ 5 gr.

La potion ci-dessous offre l'avantage de diminuer la douleur et d'arrêter les vomissements :

> Chlohrydrate de morphine ...... cinq cgr.
> Chlorhydrate de cocaïne .... dix cgr.
> Teinture d'iode................ XV gttes.
> Eau distillée .... ⎫ ââ
> Sirop simple.................. ⎬ 75 gr.
> (Par cuillerée à soupe, chaque heure).

Le professeur A. ROBIN recommande d'appliquer, en permanence, au creux épigastrique, l'épithème suivant :

Emplâtre diachylon ....) ââ
Emplâtre thériacal.............) 5 parties
Extrait de belladone ....) ââ
Extrait de ciguë ....) 1 partie
Extrait de jusquiame ....)
Acétate d'amoniaque. .... 2 parties

et, si les douleurs sont plus violentes, d'appliquer au creux épigastrique un vésicatoire volant dont on saupoudrera la plaie avec dix centigrammes de poudre d'opium brut, en même temps qu'on donnera une grande cuillerée à soupe de la potion :

Bromure de potassium ....   6 gr.
Chlorhydrate de morphine ......   cinq cgr.
Eau de laurier-cerise ....   10 gr.
Sirop d'éther ....   30 gr.
Hydrolat de valériane ....   150 gr.

Je ne ferai que signaler ici les résultats très curieux qu'ont obtenus certains expérimentateurs (COHNHEIM, JUMON, RUTIMEYER), par l'emploi d'huile d'olives, dans les cas de cancer du pylore. COHNHEIM, en particulier, donnait l'huile tous les matins, à jeun, à la dose de 100 à 150 grammes, à la température du corps, l'estomac étant vide d'aliments ou nettoyé par un lavage. Après l'ingestion, le malade doit se coucher sur le côté droit, durant quinze à vingt-cinq minutes, et aucun aliment ou liquide ne doit être pris durant une heure. Lorsque, malgré le traitement, il survient encore quelques douleurs, on fait prendre à nouveau 50 grammes d'huile avant le coucher. Comme correctifs, on emploie le cognac ou l'essence de menthe.

Dans les cas de sténoses cancéreuses du cardia ou du pylore, les spasmes douloureux seraient rapidement dissipés.

c) *Les vomissements.* — Les médicaments précédemment recommandés contre la douleur, trouveront encore ici leur indication. La glace à l'intérieur, l'eau chloroformée, les opiacés seront employés parfois avec succès.

On pourra donner, par cuillerées à soupe, la potion suivante, due à GUÉNEAU DE MUSSY :

Sous-nitrate de bismuth .... 2 gr.
Extrait de belladone .... dix cgr.
Julep gommeux .... 125 gr.

Le lavage de l'estomac peut-être pratiqué, lorsqu'il s'agit de cancers du pylore ou de la petite courbure, avec ectasie gastrique.

L'organe devant être mis au repos, on prescrira le régime lacté absolu, en faisant précéder chaque prise de lait de IV à V gouttes de la mixture :

<pre>
Solanine ....   dix cgr.
Acide sulfurique dilué .   Q. S. pour dissoudre
Picrotoxine ....   un cgr.
Chlorhydrate de cocaïne..........   trois cgr.
Chlorhydrate de morphine ....   cinq cgr.
Sulfate neutre d'atropine ....   un cgr.
Ergotine Bonjean ....   1 gr.
Eau distillée de laurier-cerise....   12 gr.
</pre>

(A. ROBIN.)

(M. S. A. et filtrer. — Ne pas dépasser XX à XXV gouttes dans les 24 heures.)

Enfin, si les vomissements persistaient, on supprimerait toute alimentation, même le lait, et l'on nourrirait le malade par la voie rectale.

Les *hémalémèses*, quoique généralement moins abondantes que dans l'ulcus, obligent cependant à une thérapeutique énergique, par suite des accidents immédiats graves, la tendance au collapsus qui peuvent se produire (1).

Le malade sera, avant tout, mis au lit, dans le décubitus dorsal, la tête basse, les membres inférieurs fléchis, sans bouger ni parler ; la chambre doit être aérée et fraîche.

L'alimentation sera réduite au minimum et se

____

(1) PLICQUE. Le traitement des Hématémèses, *Bull. Médic.*, 12 déc. 1908,

fera par voie rectale pendant plusieurs jours, après quoi, on ordonnera progressivement du lait écrémé et glacé, pris par petites quantités à la fois (une ou deux cuillerées à soupe).

Les hémorragies moyennes. — On fera immédiatement au creux épigastrique une injection sous-cutanée d'ergotine, puis on appliquera une vessie de glace, soit au niveau de l'estomac, soit au niveau des bourses ou du périnée. On donnera un cachet de :

Acide tannique.................	0 gr. 50
Poudre d'opium brut	deux cgr.
Lactose.	1 gr.

Pour un cachet.

(VIRÈS).

ou une cuillerée à soupe, chaque heure, de la potion :

Perchlorure de fer	4 gr.
Eau de Rabel...................	2 gr.
Sirop thébaïque	30 gr.
Eau de tilleul	120 gr.

Les grandes hématémèses. — Les indications précédentes subsistent (*repos absolu, alimentation rectale, injection d'ergotine*, etc.). L'introduction dans le rectum de petits *suppositoires de glace* peut rendre de réels services, dans les cas d'hémorragie immédiatement menaçante. De même, les *lavements chauds* à 40° ou 45°, proposés par TRIPIER et BOUVERET, agissent à la fois contre l'hémorragie et contre le collapsus. On les continuera, même après cessation de l'hémorragie et à titre préventif, au moins une fois par jour, pendant plusieurs jours.

On pourra utiliser la *gélatine*, soit par la bouche, bien que le médicament, digéré par le suc gastrique, perde une grande partie de ses propriétés hémostatiques, soit en injection. On injectera deux fois par jour, sous la peau de l'hypochondre gauche, 10 à 15 centimètres cubes de la solution :

Gélatine pure .... 20 gr.
Chlorure de sodium .... 7 gr.
Eau distillée .... Q. S. pour 1 litre
(Dissolvez. Stérilisez et clarifiez.)

A l'intérieur, on donnera le *chlorure de calcium* qui est généralement bien toléré :

Chlorure de calcium .... 4 à 6 gr.
Sirop thébaïque .... 30 gr.
Eau distillée .... 120 gr.
(A. ROBIN.)
(Une cuillerée à soupe toutes les heures.)

L'*adrénaline*, que l'on peut administrer par la voie sous-cutanée, sera, de préférence, donnée par la bouche, dans le but d'utiliser son effet local

sur la muqueuse gastrique. La solution suivante
sera prescrite, d'abord par cuillerées à café chaque cinq minutes, puis chaque dix minutes, et
sera arrêtée dès la fin de l'hémorragie.

> Solution d'adrénaline au millième   XII gttes
> Eau distillée ....   60 gr.

Enfin, on n'oubliera pas, après cessation de
l'hématémèse, de pratiquer quelques injections
de sérum physiologique, de façon à combattre
l'anémie aiguë post-hémorragique.

d) Il est indispensable de réaliser, en quelque
sorte, des digestions artificielles, dans cette poche inerte qu'est, en réalité, l'estomac cancéreux.
Il faut donc aider le malade à digérer ses repas
par l'acide chlorhydrique en solution et par les
ferments digestifs. Dans ce but, le professeur A.
ROBIN donne, du milieu à la fin du repas, un
verre de la solution suivante, à prendre par petites
gorgées :

> Acide chlorhydrique pur............ 2 gr.
> Eau distillée .... 1 lit.

Au milieu des repas, un cachet de :

> Pepsine (à titre 100) .... 1 gr.
> Maltine .... 0 gr. 10

(Mêlez en un cachet.)

et, à la fin des repas, deux pilules kératinisées contenant dix centigrammes de pancréatine.

L'emploi de l'opothérapie gastrique paraît ici des plus logiques : aussi FRÉMONT a-t-il songé à utiliser le suc gastrique secrété par l'estomac du chien. La *gastérine* de Frémont est, en effet, douée de propriétés digestives intenses et peut agir, dans l'estomac comme *in vitro*, pour transformer les albuminoïdes. Indépendamment de cette action, de même ordre que celle de la pepsine, elle semble posséder, en outre, une action opothérapique indirecte sur la nutrition et l'activité secrétoire des glandes gastriques. Mais elle présente deux inconvénients : d'une part, son acidité élevée qui donne, à l'ingestion, une sensation de brûlure ; d'autre part, son odeur désagréable. La *gastérine* est utilisée directement à la dose de 50 grammes environ. La *dyspepline* de HEPP, contrairement au suc de Frémont, très acide et digérant énergiquement l'albumine, est un liquide sans acidité, contenant peu ou pas d'acide chlorhydrique, peu de pepsine et une quantité relativement considérable de lab-ferment. Elle agirait donc par un autre processus, se rapprochant beaucoup plus de l'action opothérapique que de l'action diastasique, en tout cas bien différent de la médication chlorhydropeptique. « Le mode d'action de ce suc paraît, d'ailleurs, assez énigmatique » (CARNOT.)

L'opothérapie gastrique, mal supportée dans un assez grand nombre de cas, ne présente guère d'avantages sur le procédé qui consiste à peptoniser, *in vitro*, les albumines et à donner, en ingestion, les produits de la peptonisation.

2° *Le régime alimentaire.*

Le régime variera suivant le siège occupé par la tumeur. Le praticien se trouvera donc en présence de deux catégories de cas. Dans l'une, le cancer est encore loin du pylore, et il n'existe pas de dilatation d'estomac : dans l'autre, plus nombreuse, le néoplasme siège au pylore et l'estomac est plus ou moins fortement dilaté. L'alimentation, qui peut se prolonger pendant un certain temps avec un cancer des faces, devient plus pénible avec un cancer des courbures, et rapidement impossible avec un cancer du pylore, par suite de la sténose.

Dans le premier cas, c'est-à-dire lorsque le cancer ne s'accompagne pas de dilatation d'estomac, le rôle du praticien est facilité. Nous savons, en effet, que, d'une part, la digestion des féculents est à peu près intacte, et que, d'autre part, l'organisme possède, dans le pancréas, des sécrétions de suppléance, les substances aussi bien azotées qu'amylacées ou grasses étant digérées dans l'intestin. D'où il suit qu'à la condition expresse que la mobilité de l'estomac soit intacte, la diminution et même la suppression de la sécrétion de l'acide chlorhydrique et de la pepsine ne constituent pas un obstacle formel à la bonne utilisation des aliments. Si les fonctions intestinales sont à peu près intactes — ce qui est indispensable, comme on vient de le voir — on pourra prescrire une alimentation étendue et assez variée, d'après les goûts propres à chaque malade. On donnera les viandes, volailles, gibier même, cervelle, ris de veau, jambon, poissons à chair blanche, pâtes alimentaires.

S'il s'agit de malades dont les fonctions intestinales, plus ou moins troublées, ne pourront pas suppléer à l'insuffisance des fonctions gastriques, on pourra, à la rigueur, donner encore quelques aliments azotés, sous forme d'œufs, gelées de viande, viande crue râpée et tamisée, aliments gélatineux, poissons légers (sole ou merlan) ; mais on insistera principalement sur le régime végétal (soupes épaisses, féculents, pâtes alimentaires, légumes verts bien écrasés, en purées). On permettra quelques condiments ; comme boisson, du lait, ou si non, de l'extrait de malt, avec une eau faiblement minéralisée et gazeuse (Pougues).

Les graisses, le lard, les sauces, sont mal tolérés : on peut cependant donner du beurre cru. Sont complètement défendus les aliments facilements fermentescibles, pain frais, charcuterie, fromages, lait fermenté (kéfir, koumys).

Enfin, dans les cas de cancer du pylore, d'intolérance plus ou moins marquée des aliments, d'hématémèses, le malade sera au régime lacté absolu. Les accidents de sténose pylorique se développent progressivement et l'alimentation par la bouche devient peu à peu impossible. Il faudra, dès lors, avoir recours aux lavements alimentaires.

Les *lavements alimentaires* seront donnés deux à trois fois par jour. On les fera toujours précéder d'un lavement évacuateur à l'eau bouillie. Une demi-heure après, on donnera le lavement alimentaire, en suivant les recommandations ci-après :

1º La température du lavement doit être voisine de 38º.

2º On se servira d'une sonde molle en caoutchouc qu'on introduira aussi haut que possible, le malade étant couché sur le côté, les genoux pliés et les cuisses relevées sur l'abdomen.

3° Le lavement devra pénétrer sous faible pression, lentement, goutte à goutte.

La composition des lavements alimentaires varie à l'infini. Je donne ici quelques formules qui, à l'occasion, pourront rendre service.

On a, tour à tour, injecté dans le rectum :

Le lait, les œufs, la viande et le pancréas, le sucre, le vin, le bouillon, les préparations artificielles (somatose, nutrose, eucasine, etc.), le sel.

I. — *Le lait.*

Lait..........................	Un verre
Jaune d'œuf	n° 1
Peptone sèche	2 cuil. à dessert
Bicarbonate de soude	0 gr. 50
Laudanum de Sydenham	V gttes

(DUJARDIN-BEAUMETZ).

Lait..........................	250 cmc.
Œufs	N° 3.
NaCl	3 gr.

(LEUBE.)

Lait..........................	250 gr.
Jaunes d'œuf................	N° 2.
NaCl	1 pincée.
Vin rouge....................	1 cuill. à soupe

(LEMANSKI.)

II. — *Œufs*.

Jaunes d'œufs .... N° 2
Peptone sèche .... 4 à   10 gr.
Vin..................................... 120 gr.
Bouillon........................... 250 gr.
(JACCOUD.)

Œufs entiers.................. N° 3
Sucre de raisin .... 30 gr.
NaCl .... 1 pincée
Eau .... 150 cmc.
(EWALD.)

Jaunes d'œufs............ N° 2
Bouillon .... 140 cmc.
Vin..................... 12 cmc.
NaCl .... 2 cuill. à café
(BOAS.)

Œufs frais .... 1 à   3
Peptones liquides .... 40 à   50 gr.
Solution de glucose à 20 p. 100   100 gr.
NaCl .... 2 gr.
Pepsine........................... 0 gr. 50
Laudanum de Sydenham ...... III gttes
Bouillon frais ...... Q. S. pour   250 cmc.
(A. ROBIN.)

III. — *Viande et pancréas*.

Viande maigre de bœuf triturée... 200 gr.
Pancréas de veau pilé .... N° 1
    Passer au tamis ; ajouter :
Laudanum de Sydenham .... X gttes
Eau distillée .... 200 gr.
(HERZEN.)

IV. — *Sucre.*

Sucre de raisin . . . .   60 gr.
Lait. . . . .   250 cmc.
(LEUBE.)

V. — *Lait. Amidon.*

Amidon. . . . . 60 à   70 gr.
Lait. . . . .   250 cmc.
(LEUBE.)

VI. — *Vin.*

Jaunes d'œufs . . . .   N° 6
Bouillon . . . .   140 cmc.
Vin. . . . .   12 cmc.
NaCl . . . .   2 gr.
(TOURNIER.)

VII.

Salep . . . .   1 à   4 gr.
Jaune d'œuf . . . .   N° 1.
Bouillon de viande sans sel . . . .   125 gr.
(NORMAND.)

VIII.

Glycérophosphate de soude .	2 gr.
Teinture de kola...........	10 gr.
Jaune d'œufs.............	N° 2.
Peptone liquide...........	1 cuill. à café
Malaga ou Madère	1 v. à Bordeaux
Lait ou bouillon salé	350 gr.
Laudanum de Sydenham ..	V gttes

(LEMANSKI.)

IX

Peptones sèches	100 gr.
Farine.........	300 gr.
Huile	90 gr.
NaCl	30 gr.
Bouillon	1000 gr.

(ADAMKIEWICZ.)

(Pour cinq lavements.)

BOAS (1), pour éviter les inconvénients que présentent, chez certains malades, les lavements alimentaires, a eu l'idée de se servir de suppositoires nutritifs, qui renferment de l'albumine associée à 2,5 p. 100 de NaCl et à des hydrates de carbone sous forme de dextrine, le tout incorporé à

---

(1) *Berl. Klin. Woch.*, 4 avril 1910.

de l'huile de cacao fine. Chaque suppositoire est composé comme suit :

Eau	20,51%
Sels inorganiques et cendres	2,49%
Graisse.........................	20,09%
Hydrates de carbone.............	33,55%
Albuminoïdes	23,36%

Le tout correspond environ à 46 calories : en introduisant, chaque jour, cinq suppositoires, la quantité de calories données au malade est d'environ 230.

Suivant Boas, ces suppositoires sont très bien tolérés et sont résorbés très rapidement (3 ou 4 heures).

CHAPITRE VI

LE CANCER DU RECTUM

I. — LE DIAGNOSTIC.

Début insidieux ; troubles digestifs vagues, répugnance pour certains aliments, alternatives de constipation et de diarrhée, amaigrissement progressif. *C'est la forme dyspeptique.*

D'autre fois, selles noirâtres, épaisses, glaireuses, gluantes, sanguinolentes, comparées à de la suie, du marc de café, de la poix, du goudron. *C'est la forme hémorragique.*

Plus tard, les symptômes sont significatifs : sensation de pesanteur dans le bassin, gêne au fondement, ténesme, épreintes rectales : parfois, troubles de la miction ; la constipation opiniâtre est la règle, entrecoupée de débâcles éloignées ; dans quelques cas cependant, on note de l'incontinence des matières.

La période d'état. — Les symptômes sont ceux du rétrécissement du rectum : ballonnement de l'abdomen ; distension des anses intestinales, hoquet, vomissements, douleurs violentes, non seulement au moment de la défécation, mais continues, atroces, s'irradiant dans la vessie, le petit bassin, les membres inférieurs.

Le *toucher rectal*, dans les cas où le néoplasme siège au voisinage du rectum, permet de poser un diagnostic ferme : le doigt a la sensation d'une végétation mollasse, fongueuse, ou encore d'une érosion excavée, entourée d'excroissances ; en se développant, ces saillies rétrécissent le calibre du rectum, indurent et bossellent ses parois. La masse du néoplasme étant friable, l'index ramène fréquemment des débris de la tumeur ; même pratiqué avec la plus grande douceur, le toucher rectal peut donner naissance à une hémorragie.

La *généralisation* se produit, l'extension du cancer pouvant avoir lieu vers la vessie, le périnée, la cloison recto-vaginale, des noyaux secondaires pouvant apparaître dans le foie, l'estomac, la colonne vertébrale, le péritoine, les ovaires, le poumon.

La *cachexie* apparaît et le tableau, bien que variant d'un individu à l'autre, selon le mode d'envahissement, se confond alors avec celui du cancer viscéral. Il faut noter que l'envahissement des ganglions est tardif : on l'observe dans les ganglions pelviens, sacrés et même lombaires.

Les hémorragies occultes, dans les cas de cancers des voies digestives, constituent un symptôme précoce que tout praticien doit être susceptible de pouvoir mettre en évidence. La recherche du sang dans les matières, au moyen de la réaction de Weber, est extrêmement simple et s'effectue de la manière suivante :

Une masse fécale du volume d'une noisette est délayée dans 5 ou 6 centimètres cubes d'eau distillée avec XXX gouttes d'acide acétique. On agite avec précaution, dans un tube à essai, avec 3 à 4 centimètres cubes d'éther ; on laisse déposer quelques instants, puis on décante l'éther dans un tube sec. On a préparé, d'autre part, de la teinture fraîche de gaïac, par contact d'un fragment pulvérisé de cette résine avec quelques centimètres cubes d'alcool à 90°.

A l'extrait éthéré précédent, on ajoute la moitié de la teinture de gaïac et quelques gouttes d'essence de térébenthine conservée dans un flacon mal bouché (essence oxydée). Lorsque les matières contiennent du sang, il se développe, en quelques minutes, une coloration bleue, qui s'atténue ensuite progressivement.

La réaction de Weber est tellement sensible qu'il faut avoir soin d'éliminer la possibilité de sang nasal, gingival, hémorrhoïdaire, et même l'hémoglobine de la viande : le malade sera donc mis, pendant quelques jours, au régime lacté absolu. Dans ces conditions, la réaction est caractéristique d'un cancer des voies digestives ; elle est également positive dans l'ulcère, mais elle n'apparaît que de façon intermittente.

Le diagnostic différentiel (1).

Les *cancers ano-rectaux* se différencieront facilement du chancre induré, de l'hémorrhoïde externe ulcérée, des condylômes, de la tuberculose anale.

Les *cancers élevés* (le toucher rectal, le spéculum rectal, la rectoscopie, pourront fournir des indications précises ; d'après SCHIFF, les cancers du gros intestin, après insufflation de l'estomac, se déplacent en bas et, après insufflation de l'intestin, ne remontent pas en haut).

Le diagnostic différentiel devra être fait avec : Les *hémorrhoïdes internes ulcérées*. Absence de véritable tumeur et de végétations.

(1) MAUCLAIRE. *La Clinique*, 1910, n° 15.

La *rectite sténosante* (syphilis, tuberculose, blennorragie, infection locale). La lésion siège à 3 centimètres environ de l'anus : forme en entonnoir caractéristique : suppuration abondante : hémorragies peu violentes.

La *rectite proliférante ou molluscum ano-rectal* (papillome ou tuberculose). Le toucher permet de reconnaître l'existence d'une série de végétations peu volumineuses.

Le *rétrécissement valvulaire congénital du rectum* : bride latérale ou circulaire, facile à reconnaître au toucher.

Les *rétrécissements cicatriciels d'origine dysentérique.*

La *tuberculose rectale* franche, ulcéreuse ou sténosante.

La *tumeur polypeuse du rectum.* — Age jeune des sujets, absence d'hémorragies et d'émissions glaireuses.

Le *prolapsus du rectum ulcéré* peut, par le fait de l'irritation continue, subir la dégénérescence néoplasique.

Les *différentes autres tumeurs* (fibromes, myomes, etc...).

II. — LE TRAITEMENT.

Le *curettage* est complètement à rejeter. Quand le malade présente des symptômes d'obstruction intestinale, on aura recours à l'anus iliaque, autant pour parer à l'obstruction imminente que pour dériver le cours des matières fécales, ce qui ralentit la marche de la tumeur et amène une diminution des douleurs.

La *douleur* pourra être calmée par les moyens médicaux (suppositoires à l'extrait thébaïque, à la cocaïne, à la belladone, à l'orthoforme, etc.), mèches opiacées, cataplasmes chauds laudanisés. On trouvera de plus amples détails au chapitre traitant du cancer de l'utérus, auquel je renvoie le lecteur.

La *constipation* du début sera combattue par l'usage des laxatifs usuels (comprimés de rhubarbe, pilules de cascara, infusion de follicules de séné, huile de ricin à faibles doses, ovules glycérinés, suppositoires). On pourra prescrire des lavements, mais en introduisant la canule avec une extrême précaution : dans quelques cas, dilatation très lente, au moyen de bougies rectales graduées.

Par la *radiumthérapie*, on aurait obtenu des améliorations notables, dans les cas de cancers de la région ampullaire, soumis au rayonnement de tubes d'argent contenant de 5 à 9 centigrammes de sulfate de radium pur. Le tube radifère ne séjournera pas plus de douze heures à la même place, en trois ou quatre semaines, et sera entouré d'une gaîne de gaze de 1 centimètre d'épaisseur, pour arrêter le rayonnement secondaire, la muqueuse rectale étant très sensible au rayonnement.

Le traitement peut s'exécuter, non seulement par la voie rectale, mais aussi par voie péri-rectale, en introduisant, au moyen du trocart du professeur DELBET, les appareils radifères dans le tissu cellulo-graisseux péri-rectal. L'amélioration se manifeste par la sédation des douleurs permanentes et de celles provoquées par la défécation, la marche, la station assise, par la diminution des écoulements sanieux, glaireux, hémorragiques, par la tendance à la fermeture des fistules, par la disparition des masses néoplasiques bourgeonnantes, par l'assouplissement de la muqueuse rectale.

Dans les cancers très durs, le traitement par la radiumthérapie a échoué.

CHAPITRE VII

LE CANCER DU PÉRITOINE

I. — LE DIAGNOSTIC

Deux types : *a)* forme chronique ou subaiguë ; *b)* forme aiguë (1).

I. — L'évolution clinique de la première forme comprend trois périodes : période de latence et apparition irrégulière des symptômes, période d'état, période de cachexie. La première période de latence paraît être due à l'absence, à ce moment, de réaction inflammatoire. Il y a cancer du péritoine et non péritonite cancéreuse. C'est du jour où paraît la péritonite que commence la période d'état.

---

(1) Vitalien. *La péritonite cancéreuse primitive*, Th. Paris, 1897.

Pissavy. *Les maladies du péritoine*, O. Doin, 1911, p. 326.

Donc :

a) *Le début* insidieux, pouvant être marqué par l'apparition des symptômes les plus variés, tantôt c'est la *douleur* inconstante, et d'intensité variable, siégeant aux hypochondres, à l'ombilic, s'irradiant vers les côtés, l'épaule, le scrotum ; tantôt c'est du *météorisme* ; tantôt de l'*ascite*, quoique rarement ; tantôt de l'*œdème des jambes* ; tantôt des *alternatives de constipation et de diarrhée* ; tantôt de la *constipation* rebelle.

b) *A la période d'état*, le cancer du péritoine se manifeste par trois symptômes cardinaux :

L'ascite.

La tumeur.

L'état cachectique du malade.

L'ascite. — Constante, mais variant de quelques grammes à plusieurs litres ; se reproduisant avec une rapidité excessive (quelques jours) ; libre ou cloisonnée : à liquide séreux, hémorragique, purulent, chyleux ou gélatiniforme, à formule cytologique variable (1).

La tumeur. — En règle générale, la palpation permet de sentir assez facilement des masses volumineuses, irrégulières, remplissant la cavité abdo-

---

(1) GRENET et VITRY. *Cytologie des ascites* (*Soc. de Biol.*, 11 juillet 1903.)

minale ; mais on peut trouver aussi des placards plus ou moins nets qui peuvent, d'ailleurs, être masqués par l'ascite, ou il peut exister encore des noyaux de petites dimensions répandus sur le péritoine et qui échappent à toute investigation.

Ajoutons que, d'après SCHIFF, les tumeurs du grand épiploon se déplaceraient en bas, après insufflation de l'estomac ou de l'intestin.

L'état cachectique du malade. — Indépendamment des symptômes propres à toute cachexie cancéreuse, quel que soit le siège du néoplasme, on pourra observer dans la péritonite cancéreuse chronique : l'*adénopathie*, surtout inguinale, plus rarement axillaire ou sous-claviculaire ; la *circulation collatérale de l'abdomen* ; une *élévation de température* (38°2 à 38°4), semblant indiquer qu'il s'agit moins d'un cancer du péritoine que de la péritonite cancéreuse.

Les *complications* sont nombreuses. On a signalé successivement : la *pleurésie hémorragique*, par suite de la lymphangite cancéreuse ; l'*ulcération et la perforation des viscères abdominaux* à contenu septique ; l'*occlusion intestinale* ; la *phlegmatia alba dolens* ; l'*ulcération de l'ombilic* et son invasion par le tissu cancéreux.

II. — *La forme aiguë du cancer du péritoine*

est rare. Tantôt on aura affaire à une tumeur offrant tous les caractères d'un néoplasme commun, mais dont le processus évolutif affecte une rapidité anormale : c'est le cancer aigu proprement dit, pouvant être primitif ou secondaire, et semblant devoir être caractérisé par une élévation de la courbe thermique. Tantôt il s'agira d'une véritable infection cancéreuse, dans laquelle le péritoine est parsemé de granulations analogues à celles de la tuberculose : c'est la carcinose miliaire, dans laquelle les phénomènes abdominaux sont, pour ainsi dire, relégués au second plan (léger ballottement, ascite réduite, vague sensibilité de l'abdomen) et se présentant avec des symptômes d'infection grave (fièvre, délire, asthénie, amaigrissement, troubles digestifs, localisation pleurale, évolution rapide).

Le diagnostic avec la péritonite tuberculeuse.

I. — *La forme chronique.*

a) *Symptômes communs.*

La palpation de l'abdomen donne parfois une sensation analogue à celle des masses fibro-caséeuses.

Amaigrissement.

Adénopathie.

b) *Symptômes différentiels.*

Le cancer est apyrétique.

Rechercher l'existence de lésions tuberculeuses en d'autres points de l'organisme.

II. — *La forme aiguë.*

Les caractères cliniques sont insuffisants pour permettre d'établir un diagnostic. On recourra aux procédés de laboratoire.

Recherche des cellules néoplasiques dans le liquide ascitique.

Ensemencement du liquide sur sérum gélosé.

Inoculation au cobaye.

II. — LE TRAITEMENT.

1º *La douleur.* — On recourra systématiquement et largement aux injections de morphine.

2º *L'ascite.* — C'est, en grande partie, l'ascite qui occasionne les douleurs : la paracentèse s'imposera donc lorsque l'abondance de l'épanchement provoquera des troubles fonctionnels et, en particulier, de la dyspnée. On tâchera de la renouveler le moins fréquemment possible ; car, d'une part, des interventions trop rapprochées risquent de faire subir au malade une perte séreuse qui l'affaiblit et, d'autre part, la décompression résultant de la ponction favorise l'exsudation d'une nouvelle quantité de liquide. Toute ponction appelle une autre ponction.

3º *La cachexie* sera combattue, dans la mesure du possible, par une thérapeutique reconstituante (arsenic, strychnine, quinquina) et une alimentation légère et réglée.

CHAPITRE VIII

LE CANCER DU PANCRÉAS

I. — Le diagnostic.

Symptomatologie dissemblable, selon qu'il s'agit du cancer du corps ou du cancer de la tête du pancréas (Chauffard).

A. — *Le cancer de la tête.*

Triade symptomatique de Bard-Pic.

a) Ictère par rétention, apparaissant soudainement, sans douleur, ne cédant à aucune médication et prenant un reflet verdâtre, de mauvais augure.

b) Dilatation progressive et énorme de la vésicule biliaire.

c) Amaigrissement et cachexie rapides.

Pas de douleurs. En résumé, syndrome pancréatico-biliaire.

B. — *Le cancer du corps.*

a) Début à crises gastriques extrêmement douloureuses, analogues aux crises gastriques du tabes. Siège des douleurs, d'abord à gauche, puis médianes et transversales, accompagnées de faux besoins d'aller à la selle, tendant à la continuité, devenant atroces, inexprimables, profondes, en corset, avec irradiations dorsales ou scapulaires, les malades n'étant soulagés qu'assis ou penchés en avant.

b) Amaigrissement et cachexie rapides, le malade pouvant mourir, sans qu'aucune tumeur ne soit devenue perceptible.

En résumé, syndrome pancréatico-solaire. (D'après SCHIFF, les tumeurs du pancréas disparaîtraient après insufflation de l'estomac.)

L'examen coprologique.

a) Les graisses ne sont pas digérées et se retrouvent dans les fèces sous forme de gouttes de graisse, d'acides gras en cristaux, de savons (1).

---

(1) On trouve normalement, dans les matières fécales 25 p. 100 de graisses neutres contre 75 p. 100 de graisses dédoublées en savon et acides gras.

Les selles peuvent être presque entièrement graisseuses, copieuses, de coloration gris ardoisé, d'odeur très fétide.

b) *Les fibres musculaires ne sont pas digérées.* On peut, au microscope, se rendre compte de la striation des fibres musculaires. Cette azotorrhée est moins pathognomonique que la non-digestion des graisses (stéatorrhée), la digestion des viandes pouvant se faire encore de façon assez satisfaisante et les fonctions pancréatiques être déjà compromises.

L'examen de l'urine.

a) *La glycosurie*, symptôme important quand il existe, mais inconstant. On peut essayer de le provoquer, soit par un régime approprié, soit en faisant l'expérience de la glycosurie alimentaire.

b) *La lipurie* a été constatée au cours de certaines affections pancréatiques, mais sans qu'on puisse établir nettement le mécanisme de sa production.

c) *L'absence d'indican et d'éthers sulfo-conjugués.*

II. — LE TRAITEMENT.

Dans le cancer du corps du pancréas, CHAUF-

Fard (1) recommande la laparotomie exploratrice, qui offre le double avantage de confirmer le diagnostic et surtout de faire disparaître les douleurs par décompression.

L'opothérapie pancréatique peut modifier la composition des fèces, rendre l'absorption des graisses et des protéines plus efficace et lutter, jusqu'à un certain point, contre l'amaigrissement excessif et brutal du malade.

Carnot (2) cite le cas d'un malade atteint d'un cancer de la tête du pancréas, ultérieurement vérifié à l'autopsie, avec ictère par compression, syndrome diabétique, selles grasses et fétides, etc... qui fut mis en observation avec un régime alimentaire rigoureusement dosé. Puis, sans rien changer au régime, on lui fit ingérer, pendant 9 jours, 3 grammes de pancréatine tannique en 3 prises, dans la journée. Les albumines assimilées passèrent de 34 p. 100 à 59 p. 100 : les graisses assimilées, de 25 p. 100 à 63 p. 100. Les selles perdirent leur fétidité et prirent un aspect plus normal. Enfin, le malade, qui accusait 60 grammes de sucre dans ses urines de 24 heures, n'élimina plus que 34 grammes par jour.

---

(1) *Acad. de Médec.*, 20 oct. 1908.

(2) Opothérapie, *Bibliothèque de thérapeutique*, Gilbert-Carnot, Baillière, 1911, p. 193.

CHAPITRE IX

LE CANCER DU FOIE

I. — Diagnostic.

A. — *Les signes physiques.*

a) *La palpation.* — Augmentation de volume, saillie, voussure, asymétrie des deux côtés, si la tumeur est déjà volumineuse.

Avoir soin de vider la vessie et l'intestin, pour éviter toute cause d'erreur.

S'il s'agit de tumeur de la face inférieure, le foie peut plonger dans la fosse iliaque droite et l'hypogastre. Si elle siège à la face supérieure, c'est vers le thorax que marche le néoplasme, simulant parfois un épanchement pleurétique qui peut, d'ailleurs, aussi l'accompagner. Si la tumeur siège dans le lobe gauche, le développement du foie se fera vers la ligne médiane, dans la région épigastrique.

On pourra, mais non dans tous les cas, sentir à la surface du foie une série de bosselures donnant l'impression d'une surface *marronnée* : l'épaisseur de la paroi ou d'autres conditions locales peuvent masquer ce symptôme.

b) *La percussion.* — Augmentation de la matité hépatique, continuation de la matité de la tumeur avec celle du foie, tandis que dans les tumeurs abdominales, il existe d'habitude une zone de sonorité entre elles et le foie. Le signe est cependant inconstant.

c) *L'auscultation.* — Celle-ci permet de constater parfois l'existence de frottements périhépatiques (périhépatite) : combinée avec la percussion, elle montre le refoulement du diaphragme et du cul-de-sac pleural vers le haut ou la présence d'un épanchement pleural, par suite de la propagation des lésions à la plèvre.

d) *La phonendoscopie et la radiographie.* — Il y a peu de renseignements à attendre de ces deux méthodes d'investigation. Hartmann a beaucoup insisté sur les résultats fournis par la phonendoscopie. Quand il s'agit d'une tumeur du foie, l'estomac étant examiné vide, puis rempli de gaz à l'aide d'un mélange d'acide tartrique et de bicarbonate de soude (3 grammes de chaque), la tumeur, quand elle appartient au foie, reste immobile ; l'estomac se déplace avec le pylore et ses limites sont facilement démontrées par le phonendoscope (1).

Après insufflation de l'estomac, les tumeurs du foie se déplaceraient en haut et à droite. Après insufflation de l'intestin, la limite inférieure se déplacerait en haut ; les tumeurs de la vésicule biliaire se déplaceraient en avant. Dans les grandes tumeurs, le déplacement peut faire défaut (A. SCHIFF).

B. — *Les signes fonctionnels.*

a) *Les troubles digestifs.* — Anorexie précoce, plus marquée pour les graisses. Vomissements alimentaires ou bilieux.

Diarrhée ; selles graisseuses, plus ou moins décolorées (acholie relative), fétides (fermentations intestinales).

Etat saburral de la langue, fétidité de l'haleine.

b) *Ictère* inconstant, dû à des phénomènes de compression. Dans le cancer massif, il manque souvent ou n'existe qu'à la dernière période de la maladie, par suite de la destruction rapide des éléments sécréteurs. Dans le cancer nodulaire, il

-----

(1) Voir : Professeur SCHWARTZ, *Chirurgie du foie*, Paris, 1901.

est plus fréquent, par suite de la dissémination et de la multiplicité des noyaux cancéreux. Dans l'adéno-cancer avec cirrhose, il est habituel, généralement assez précoce.

c) Les *douleurs* sont de deux sortes :

1º Sensation de pesanteur, de douleur *locale* dans l'hypochondre droit ou dans la région épigastrique, augmentée sous l'influence de la palpation.

2º Douleurs irradiées : dans l'épaule droite, lorsque la tumeur siège dans le lobe droit et surtout à la face convexe : dans l'épaule gauche, si elle siège au lobe gauche. Elles indiquent une irritation des rameaux nerveux sous-diaphragmatiques, mais ne sont pas pathognomoniques, car on les retrouve dans les autres affections hépatiques (abcès, kystes hydatiques, lithiase),

d) L'*ascite* est rare dans la forme massive au moins au début, tandis qu'elle apparaît rapidement dans les cas de cancers nodulaires et d'adéno-cancers. Le liquide peut, dans ces derniers cas, devenir abondant, mais il est rare de voir le volume atteindre le taux qu'il atteint dans les ascites symptomatiques des cirrhoses hépatiques.

Donc, en fait, l'ascite est loin d'avoir la valeur caractéristique que certains lui ont assignée, son existence dépendant simplement de l'état plus ou moins avancé du processus cirrhotique. Son apparition, dans le cas de cancer massif et nodulaire, indique le début des accidents terminaux.

Le liquide est d'une coloration jaune-citrin, rarement hémorragique.

e) La *tendance aux hémorragies* appartient en propre au syndrome cirrho-cancéreux. On pourra constater l'apparition d'épistaxis, hémorragies gingivales, hématémèses, mélœnas, purpura, etc.

f) L'*analyse des urines* montre l'insuffisance de la cellule hépatique. Urines rares, foncées, boueuses, contenant de l'urobiline, de l'albumine, mais de façon inconstante ; hyperazoturie, glycosurie alimentaire.

g) L'*hyperthermie* peut exister sans infection, mais peut reconnaitre également pour cause une infection secondaire greffée sur le néoplasme. La fièvre varie entre 38 et 38°5 ; on peut assister à tous les signes d'une angiocholite infectieuse ou d'un abcès de foie : cependant, la courbe de température ne présente jamais les grandes oscillations qu'elle présente dans ce dernier cas.

A la période terminale, on observera souvent de l'hypothermie.

Le diagnostic différentiel

Les tumeurs les plus variées de l'estomac, du rein, du gros intestin, du pancréas, de l'épiploon et du mésentère, de l'utérus, de l'ovaire, ont donné lieu à de nombreuses erreurs de diagnostic. On songera également aux abcès du foie, aux kystes hydatiques, à la syphilis hépatique.

Le praticien retiendra donc de tout cet ensemble les trois grands symptômes suivants qui, lorsqu'ils sont au complet, doivent imposer le diagnostic de cancer du foie.

1º Troubles dyspeptiques (anorexie, vomissements, diarrhée, etc.)

2º Signes locaux (hépatomégalie, douleur à la pression).

3º Modifications de l'état général (teint jaune-paille, diminution des forces, etc.).

II. — Le Traitement

1. *L'anorexie.* — La médication dite « apéritive » comprend un nombre très élevé de médicaments sur la valeur desquels nous ne devons point nous faire illusion. Je renvoie au chapitre concernant le « Cancer de l'estomac » pour plus amples détails.

Il m'a semblé observer, dans deux cas de cancer du foie, un certain réveil de l'appétit, à la suite de l'administration des pilules suivantes :

Poudre de condurango............ Dix cgr.
Extrait de gentiane............. Q. S.
    (Pour une pilule.)
(5 à 6 pilules par 24 heures.)

2. *Les troubles digestifs.*

a) *Les vomissements.* — Inhalations d'oxygène. Boissons glacées. Oxalate de cérium, à la dose de 0 gr. 20, trois fois par jour, dans la plus petite quantité d'eau possible.

b) *Les fermentations intestinales* seront réduites au minimum par l'emploi d'un régime approprié. En outre, on essaiera le charbon, l'érythrol associé au fluorure de calcium.

Erythrol .... 0 gr. 02 à   0 gr. 10
Fluorure de calcium . 0 gr. 02 à   0 gr. 10
Craie préparée ,................ 0 gr. 10
                        (A. ROBIN.)
En un cachet (un cachet matin et soir).

c) *La fièvre.* — On prescrira la quinine, dont l'action tonique, en même temps que fébrifuge, n'est pas à dédaigner.

Bromhydrate de quinine .... 0 gr. 15
Extrait alcoolique de quinquina .. 0 gr. 20
En un cachet (deux cachets par jour).

d) *La douleur.* — Indépendamment du traitement général de la douleur, qu'on trouvera exposé ailleurs, on pourra appliquer, *loco dolenti*, des cataplasmes chauds, des compresses imbibées d'eau chloroformée, des frictions douces avec un liniment calmant tel que :

1. Chloroforme.................... 10 gr.
   Baume tranquille.............. } ââ
   Huile camphrée ;.............. } 40 gr.

2. Chloroforme .... } ââ
   Teinture de belladone .... } 10 gr.
   Teinture de coca .... 40 gr.
   (Pour frictions.)

e) *L'ascite* demande à être ponctionnée dès qu'elle occasionnera une gêne physique considérable, mais il faut bien savoir qu'elle se reforme rapidement et qu'on sera dans la nécessité de renouveler fréquemment les ponctions. Je renvoie pour la technique de la paracentèse au chapitre traitant du cancer du péritoine.

f) *Le régime alimentaire.* —La mort parfois rapide qu'on peut observer dans le cancer du foie paraît ressortir cliniquement, d'après LŒPER (1), à trois causes principales : complications hé-

____

(1) *Journ. de Méd. et de Chirurg. prat.*, 10 nov. 1911, p. 830.

morragiques ou infectieuses ; ictère grave suraigu, par *hépatite infectieuse* surajoutée et *cancérisation* galopante secondaire : intoxication autogène avec *acidose* et acétonémie.

On surveillera donc attentivement les urines : là, le rapport azoturique s'abaisse subitement à des chiffres très faibles ; ici, l'acétone et l'acide oxybutyrique apparaissent dans l'urine.

Pour éviter l'inflammation du foie, désinfecter l'intestin, protéger le malade contre les intoxications alimentaires et même médicamenteuses, lui éviter le danger d'une contamination septique possible.

Pour prévenir l'acidose, augmenter dans l'alimentation la proportion des matières grasses et surtout des hydrocarbonés, diminuer la viande et l'albumine. Donner des bouillies d'avoine, des légumes verts. Administrer le bicarbonate de soude à hautes doses.

Pour éviter la rétention dans l'organisme des produits toxiques, prescrire les médicaments diurétiques.

CHAPITRE X

LE CANCER DU SEIN

I. — LE DIAGNOSTIC (1).

Trois aspects morphologiques différents correspondant à trois périodes de son évolution anatomique.

A. — *L'apparence d'affection inflammatoire.* — Mastite carcinomateuse aiguë : rare. *Coloration de la peau* moins rouge que dans le phlegmon ; veinosités bleuâtres sous les téguments luisants. *Consistance* plus ferme. *Etat général* moins affecté. *Douleurs* moindres à la palpation. Prendre la *température* absente dans le cas du cancer. Bilatéralité fréquente.

----

(1) BINET, *Rev. Méd. de l'Est*, 1er mars 1910.

A. SCHWARTZ. Le diagnostic du cancer du sein, *Paris-Médical*, nº 1, 3 décembre 1910.

B. — *La présence d'une grosseur dans le sein.*

Examiner successivement :

a) *Les caractères de la grosseur* : Volume, forme, consistance, sensibilité.

b) *Les relations de la grosseur avec la glande mammaire,* indépendance ou fixation.

c) *Les relations de la grosseur avec la peau et l'état du mamelon.* — Essayer de plisser la peau au niveau des téguments recouvrant la grosseur. S'il n'existe pas d'adhérences, on obtiendra facilement un pli ; on n'en obtiendra pas, dans le cas contraire.

Essayer, avec la pulpe des doigts, de faire glisser la peau sur la grosseur : la manœuvre sera possible ou non, selon qu'il n'y aura pas ou qu'il y aura des adhérences.

Saisir la grosseur entre le pouce et l'index et essayer de l'énucléer de ses doigts : si la peau est adhérente, elle suivra le mouvement imprimé à la grosseur.

Comparer *l'état du mamelon* à celui du côté opposé : voir s'il est normal ou s'il est *rétracté* ; tenter de l'attirer à soi, pour bien voir si cette rétraction est définitive.

Voir s'il se produit un écoulement quelconque par le mamelon. Dans les mammites chroniques, on en observe quelquefois, le plus souvent séreux et clair, sans aucune signification pronostique grave. Parfois, il s'y mêle une certaine quantité de sang et il arrive même que ce soit du sang pur, en assez grande abondance. Cet écoulement offre une réelle signification. Il appartient à une variété particulière de tumeurs qui, abandonnées à elles-mêmes, deviennent toujours des épithéliomas.

Les hémorragies des hystériques sont bilatérales et ne s'accompagnent pas de tumeurs aréolaires.

b) *Les relations de la grosseur avec le grand pectoral et les plans sous-jacents.* — Se placer vis-à-vis de la malade ; faire placer la main du côté atteint sur votre épaule ; lui dire de vous attirer fortement vers elle, pendant qu'on lui résiste. Durant ce mouvement correspondant à une contraction du grand pectoral, examiner le degré de mobilité de la glande, diminuée dans le cas d'adhérence au muscle sous-jacent.

Demander à la malade, après lui avoir écarté le coude en dehors, de faire un effort pour rapprocher ce coude de la paroi thoracique. On obtiendra également de cette manière la contraction du grand pectoral et, selon que l'on pourra ou non mobiliser la tumeur, on pourra déduire l'intégrité ou l'envahissement du muscle.

Pour apprécier si la paroi thoracique, les muscles intercostaux sont pris, il suffira de rechercher la mobilité sur les plans profonds.

c) *L'état des ganglions axillaires.* — Pour les rechercher, appliquer la main à plat sur la paroi interne, costale du creux de l'aisselle : remonter ainsi doucement jusqu'au sommet du creux et explorer toute la largeur de la paroi.

Examiner également les creux sus et sous-claviculaires, ainsi que l'aisselle du côté opposé.

Ne pas oublier que l'envahissement histologique des ganglions est plus précoce encore que l'envahissement de la peau.

En résumé, le diagnostic reposera sur les faits cliniques suivants :

1º Tumeur mammaire dure, indolente, à délimitations imprécises.

2º Tumeur faisant corps avec la glande, dans l'intérieur de laquelle elle envoie des prolongements, de sorte que l'on ne peut mobiliser l'une sans l'autre.

3º Tumeur adhérente à la face profonde de la peau, par des tractus scléreux venus se fixer à la partie profonde du derme. *Capitonnage* des anciens auteurs. *Peau d'orange*, lorsqu'on essaie de plisser la peau.

4° Tumeur adhérente au grand pectoral et aux plans profonds à une période plus avancée.

5° Ganglions axillaires durs, mobiles, indolents.

Le diagnostic différentiel

A. — *Les Affections inflammatoires*.

(1) *La mammite chronique*
{
Noyau bosselé, irrégulier, à contours facilement délimitables, malgré l'adhérence à la glande.
Douloureux à la pression.
Si ganglions axillaires, douloureux et accolés, par la périadénite.

(2) *La mammite noueuse.*
(TILLAUX, PHOCAS)
{
Multiplicité des tumeurs.
Bilatéralité fréquente.
Dans le cas d'un seul noyau dans le sein, recourir à la biopsie.

(3) *La maladie kystique de Reclus.*
{
Fréquente.
Kystes disséminés dans les deux glandes, arrondis, de la grosseur d'un pois, parfois plus volumineux.
Dans le cas d'un seul kyste bien développé, les autres restant microscopiques, une ponction faite dans le kyste le plus important donnera un liquide visqueux, et, dans le cas où le liquide ne s'écoule pas, on aura la sensation qu'on se trouve dans une cavité.

**(4) *La tuberculose mammaire.*
(Période de crudité)**

Antécédents.
Evolution spéciale, se terminant par le ramollissement et la suppuration.
Adénopathie axillaire volumineuse, se terminant par la suppuration, avant la lésion mammaire.

(5) *La gomme syphilitique.*

Antécédents.
Au début, tumeur mobile, puis adhérente, mais sans prolongement dans l'intérieur de la glande.
Tendance vers le ramollissement.
Traitement spécifique.

(6) *Le galactocèle.*

a) Pendant la lactation, poche plus ou moins régulière, fluctuante, donnant issue, par pression, à un écoulement de lait.

b) En dehors de la lactation, tumeur rénitente ou dure ; confusion possible avec un adénofibrome.

**(7)
*Le kyste hydatique.***   Cas exceptionnels.

(8) *L'actinomycose.*   Cas exceptionnels.

B. — *Les Tumeurs bénignes.*

(1) *L'adénofibrome.*
{
Encapsulation.

Pas d'adhérences de la peau, ni au grand pectoral : mobilité remarquable.

Parfois, effacement du mamelon, qu'on peut attirer à soi : donc, pas de véritable adhérence.

Pas de ganglions.
}

(2) *L'adénosarcome.* (à la période bénigne.)
{
Sujets généralement jeunes.

Tumeurs volumineuses.

Déformation considérable de la glande.

Amincissement des téguments.

Adhérences tardives.

Consistance irrégulière, dureté en certains endroits, mollesse et fluctuation en d'autres.

Circulation veineuse superficielle.

Adénopathie n'apparaissant qu'après l'ulcération cutanée.
}

C. — *L'ulcération des téguments par le cancer du sein.*

Arrivé à cette période, le cancer du sein présente les caractères distinctifs suivants :

CANCER DU SEIN	SARCOME DU SEIN	TUMEURS BÉNIGNES	TUBERCULOSE	SYPHILIS
Bords irréguliers indurés, adhérents au cancer.	Bourgeons exubérants, mous, friables, saignants, végétant en dehors de l'ulcération.	Bords minces, décollés, permettant l'introduction d'un stylet entre eux et la tumeur.	Bords minces, bleuâtres ou violacés, décollés.	Bords généralement arrondis, taillés à pic.
—	—	—	—	—
Liquide sanieux, fétide ; hémorragies fréquentes.			Liquide séreux ou séro-granuleux caractéristique.	Peu de secrétion.

II. — Le Traitement

Il est entendu que l'exérèse précoce et large constitue le seul traitement rationnel du cancer du sein. Mais, dans certaines circonstances, lorsque, par exemple, la tumeur a contracté des adhérences avec le squelette et que les ganglions sus-claviculaires sont pris, dans certaines variétés de cancers à évolution rapide, comme la mastite carcinomateuse aiguë, dans les squirrhes tégumentaires, lorsque l'état général est mauvais, que la malade est trop affaiblie ou simplement trop âgée, l'opération est alors franchement contre-indiquée. Le seul devoir qui s'impose malheureusement, en présence d'un cancer inopérable du sein, est d'instituer un traitement palliatif, de combattre, en particulier, les principaux symptômes qui peuvent se présenter, c'est-à-dire la douleur, les hémorragies et les suintements fétides de l'ulcération.

I. — *La douleur. — Traitements locaux.* — La liste des médicaments proposés est fort élevée, et il est remarquable de constater que tel médicament, actif chez une malade, ne l'est que peu ou point chez une autre, de sorte qu'il est indispensable, pour le praticien, d'en avoir à sa disposision un certain nombre, de façon à pouvoir parer à toute éventualité.

Les applications de *compresses* imbibées d'eau très chaude et renouvelées fréquemment constituent un des moyens les plus sûrs que nous possédions pour calmer la douleur. La *cocaïne*, soit en solution aqueuse, soit en pommades, exerce également une sédation manifeste :

    Chlorhydrate de cocaïne........ 1 à   5 gr.
    Eau distillée .... 50 gr.

Ou

    Chlorhydrate de cocaïne............ 0 gr. 50
    Acide borique..................... 2 gr.
    Vaseline.......................... 20 gr.

De même, les lavages avec une solution d'hydrate de chloral, de 1 à 4 p. 100.

L'*anesthésine*, préconisée par HONIGSCHMIED, dans les cancers ulcérés du sein :

    Anesthésine .... 10 gr.
    Vaseline blanche................. 90 gr.

La *résorcine*, qui posséderait l'avantage d'être, à la fois, antiseptique et analgésique :

    Résorcine ....5 à 10 gr.
    Eau bouillie .... 1 lit.

Ou :

> Résorcine .... 1 à 10 gr.
> Vaseline......................... 100 gr.

La *ciguë* a joui autrefois d'une grande vogue.
On l'administrait, soit sous forme de pommades :

> Extrait de ciguë.................... 2 gr.
> Axonge .... 30 gr.

Ou en l'associant à d'autres médicaments :

> 1. Extrait de ciguë ....⎫
> Extrait de belladone ....⎬ ââ 3 gr.
> Lanoline .... 40 gr.

> 2. Extrait de ciguë .... 4 gr.
> —   stramonium ....⎫
> —   de jusquiame ....⎬ ââ 2 gr.
> —   de belladone .... 1 gr.
> Onguent populeum............... 30 gr.

soit en saupoudrant simplement la surface ulcérée
avec de la poudre de semences de ciguë.

Dans les cas où le cancer du sein s'accompagne
de douleurs violentes s'irradiant dans la région
scapulaire, je me suis bien trouvé d'appliquer *loco
dolenti* l'épithème suivant, que le Professeur A.
ROBIN recommande dans le cancer de l'estomac :

Emplâtre de diachylon.......... } ââ 5 parties
   —   Thériacal............. }
Extrait de belladone ....)
   —   de ciguë........... } ââ 1 partie
   —   de jusquiame ,......)
Acétate d'ammoniaque.......   2 parties

Récemment, LEDOUX-LEBARD (1) a utilisé le sulfate de radium, en injections interstitielles et à des doses variant de 10 à 40 microgrammes. L'effet anesthésique se manifeste assez rapidement et dure environ une huitaine de jours. Les applications locales simples sur les plaies ont une action sédative incontestable aussi, mais relativement fugace et sont beaucoup moins à recommander, outre qu'elles exigent des quantités plus grandes. C'est dans les cancers du sein à vastes ulcérations que l'auteur a obtenu les meilleurs résultats, l'abolition ou la diminution des douleurs ayant été obtenue dans les 9 cas traités.

b) *Traitements généraux.* — La *ciguë* a été également prescrite à l'intérieur. Sans aller jusqu'aux doses extrêmement élevées qu'on donnait auparavant dans un but thérapeutique, jusqu'à l'apparition des symptômes d'intoxication, on retirera parfois certains bénéfices, en ordonnant, soit 2 à 6 des pilules suivantes par jour :

____

(1) *Assoc. franc. pour l'étude du Cancer*, 26 fév. 1912.

Extrait aqueux de ciguë.........   0 gr. 03
Bromhydrate de quinine ....   0 gr. 15
Miel..............................   Q. S.

soit, matin et soir, une des pilules suivantes :

Poudre de semences de ciguë.. } ââ 3 gr.
Extrait de gentiane......... }
    —   thébaïque...........   0 gr. 60
Pour 60 pilules.   (DALCHÉ.)

Dans certains cas, les douleurs seront calmées par un des médicaments suivants : L'*exalgine* (en paquets, cachets ou potions alcoolisées, de 0 gr. 25 à 0 gr. 40, en une fois, ou 0 gr. 40 à 0 gr. 80 en 2 fois dans les 24 heures) ; l'*aspirine* (soit sous forme de granulés, 3 à 4 cuillerées à café par jour, soit sous forme de suppositoires : 0 gr. 40 à 0 gr. 60 par suppositoire), le *pyramidon* (0 gr. 30 à 0 gr. 75 par 24 heures) ; l'*antipyrine* (2 à 4 grammes en paquets, cachets, solution, lavements) ; le *bromidia* (1 à 2 cuillerées à café, dans une tasse d'infusion de tilleul, le soir au coucher) ; les *cachets Gau*, de Lamalou (1 à 3 cachets, à un quart d'heure d'intervalle), constituent un médicament de premier ordre.

Mais aucun médicament ne peut être mis en parallèle avec l'opium et ses alcaloïdes. La morphine, soit par la voie buccale, soit surtout par la voie hypodermique, rendra des services inappréciables : de même, l'héroïne. L'une comme l'autre doit être donnée à doses convenables, sous peine de voir la malade ressentir les inconvénients du médicament, sans en avoir les avantages. La dose initiale de 1 centigramme paraît être complètement insuffisante et mieux vaut commencer par 2 centigrammes par 24 heures. On peut s'en tenir raisonnablement à cette dose pendant longtemps. Peu à peu on sera obligé d'augmenter la quantité ; chaque dose sera augmentée, non de 1 centigramme, mais de 2.

Dans certains cas, heureusement fort rares, la morphine ou l'héroïne n'agissent pas ou agissent insuffisamment : il suffira de les associer à un autre médicament, pour les voir aussitôt produire leurs effets.

II. *L'hémorragie.* — Dans les cas de simples suintements, on pourra recourir à l'application, soit de *glace*, soit de poudre d'*antipyrine*, ou badigeonner la surface suintante avec une solution d'antipyrine de 50 à 100 p. 100 ou de *ferripyrine* à 20 p. 100. Les lavages à l'*eau de Pagliari* (5 à 6 cuillerées à soupe par litre d'eau bouillie) rendront parfois service : de même, les badigeonnages locaux d'*adrénaline* (1 p. 100). L'emploi de ce dernier médicament demande une excessive prudence : on a signalé, en effet, à la suite de badigeonnages à l'adrénaline, de larges ulcérations cancéreuses, des troubles de circulation périphérique graves avec pâleur et refroidissement, sans qu'il y ait eu, d'ailleurs, d'accidents mortels.

Dans les cas d'hémorragies plus graves, on pratiquera immédiatement une à deux injections hypodermiques d'*ergotine* et on fera prendre, par cuillerées à café, toutes les cinq minutes, la solution suivante :

Chlorhydrate d'adrénaline (solution au millième)........   X à XL gttes
Eau distillée..............   60 gr.

Localement, on nettoiera d'abord à l'*eau oxygénée* pure qui suffit dans certains cas. On appliquera ensuite des compresses de gaze stérilisée imbibées de *sérum gélatineux*.

Gélatine blanche................   10 gr.
Chlorure de sodium ....   10 gr.
Sublimé ....   0 gr. 50
Eau distillée ....   100 gr.

On placera ensuite un bandage de corps suffisamment serré pour exercer une compression continue.

III. *Les suintements fétides des ulcérations.* —
Les lavages peuvent être faits avec de l'eau simplement bouillie ou avec une des solutions antiseptiques suivantes. Le nombre de ces solutions
est très élevé et l'on est forcé de reconnaître que
la plus grande partie d'entre elles sont sans effet.
On évitera donc, étant donné leur peu d'action,
celles toxiques comme le sublimé en particulier.

On pourra utiliser : le *chloral* à 1 p. 100, qui,
malheureusement, est d'un prix de revient assez
élevé ; le *permanganate de potasse*, oxydant très
puissant qu'il faut employer à doses assez élevées,
1 p. 500, parfois ; le *formol*, à 1 p. 1000 ; le *coaltar
saponiné*, dans la proportion de 2 à 3 cuillerées à
soupe par litre d'eau. La *liqueur de Labarraque* est
également un désodorisant excellent (1 cuillerée
à soupe par litre d'eau).

On pourra se servir, tour à tour, des poudres
antiseptiques et désinfectantes : le *salol*, l'*aristol*, la
résorcine, le *salicylate de bismuth*, le *carbonate de
magnésie*, le *bicarbonate de soude*, ou une des
poudres composées suivantes :

Iodoforme .... 15 gr.
Sulfate de quinine .... 3 gr.
Poudre de charbon .... 25 gr.
Essence de menthe .... X gttes

Ou bien :

Poudre de benjoin ....
Iodoforme .... ââ 50 gr.
Carbonate de magnésie ....

(Lucas-Championnière.)

Ou encore :

Iodoforme .... 40 gr.
Sulfate de cuivre .... 10 gr.
Morphine........................... 4 gr.

(Vulliet.)

Une poudre qui rendra de grands services dans le pansement des carcinomes ulcérés est la suivante, due à Félix (de Bruxelles) :

Aristol .... 5 gr.
Tanin .... 15 gr.
Antipyrine .... 10 gr.
Silicate de magnésie .... 70 gr.

(Mêlez et faites une poudre impalpable. Usage externe.)

CHAPITRE XI

LE CANCER DE L'UTÉRUS

I. — LE DIAGNOSTIC.

Début insidieux.

Surveiller l'âge de la malade, les trois symptômes cardinaux du cancer utérin — hémorragies, leucorrhée fétide, douleurs — étant loin d'avoir la même importance au point de vue du diagnostic (1).

I. *Hémorragies.* — Toute femme, surtout après 35 ans, qui présente des pertes, de quelque nature qu'elles soient (irrégularité, augmentation des règles, pertes de sang en dehors des règles, pendant le coït, écoulement sanguin ou aqueux, même

---

(1) SIREDEY. Le diagnostic précoce du cancer de l'utérus. (*Bull. médic.*, 8 avril 1911, p. 287.)

non fétide), doit être examinée avec le plus grand soin. Il n'y a pas normalement d'écoulement leucorrhéique ou sanguin, passé la ménopause. « Le premier caractère, dit POLLOSSON (1), est de saigner, dès *qu'on touche* et il n'y a guère que les ulcérations cancéreuses du col qui saignent ainsi au moindre contact. Si l'on cherche, avec l'ongle, à entamer la surface et que l'on puisse ramener une parcelle du tissu suspect, c'est du cancer ».

Le cancer du corps, qui survient vers la cinquantaine, présente également des hémorragies, mais discrètes ; la malade constate chaque soir, sur sa chemise, une tache arrondie, des dimensions d'une pièce de 2 francs, de coloration plutôt rosée. La persistance du suintement sanguin intermenstruel, l'accroissement du volume de l'utérus, et surtout l'apparition d'hémorragies, si minimes fussent-elles, après la ménopause, devront faire admettre l'existence du cancer.

II. *La leucorrhée*, plus abondante, au début, dans les cancers du corps que dans ceux du col, est d'abord séreuse, souvent rosée, et sans odeur. Elle devient fétide caractéristique à la période

---

(1) POLLOSSON. Le cancer du col utérin. Diagnostic précoce. (*Prov. médic.*, 7 juillet 1906.)

terminale, par suite de la destruction et de l'élimination des tissus. A l'inverse de l'hémorragie, la leucorrhée constitue un symptôme tardif de l'affection.

III. *La douleur* est absente dans la première période de développement du cancer, son apparition constituant un indice de l'extension du mal.

Les symptômes de propagation aux organes voisins sont très connus ; je ne ferai que les résumer ici :

A. *Envahissement du vagin* facile à constater par le toucher.

B. *Envahissement de la vessie et de l'urètre.* Phénomènes douloureux : troubles de la miction : fistule vésico-vaginale consécutive.

C. *Envahissement du rectum.* Fistule recto-vaginale possible.

D. *Envahissement du tissu cellulaire pelvien.* Le toucher dénote l'existence de nodosités, de cordons indurés se dirigeant transversalement vers les parois pelviennes, relativement indolents à l'exploration.

II. — LE TRAITEMENT.

Le traitement rationnel du cancer du corps de

l'utérus doit répondre aux cinq indications suivantes :

1º Arrêter les hémorragies ;

2º Modifier les écoulements ichoreux et septiques et faire l'asepsie des parties atteintes ;

3º Calmer les douleurs ;

4º Détruire les tissus morbides ;

5º Soutenir l'état général.

1º *Les hémorragies.*

Dans les cas de cancer du col, lorsqu'on a sou-
les yeux les bourgeons saignants, on pourra parfois arriver à arrêter l'hémorragie, en appliquant
directement de la poudre d'*antipyrine*, ou en ba-
digeonnant avec une solution d'antipyrine à 50 ou
100 p. 100. On a appliqué également la *teinture de
benjoin* qui forme, en séchant, une sorte de vernis
protecteur, ou de la *teinture de malico* : on a injecté
à même, dans le tissu néoplasique, de l'*ergotine*,
de l'*antipyrine*, du *perchlorure de fer*.

On pourra également faire préparer des ovules
glycérinés à l'ergotine ou au perchlorure de fer et
l'on ordonnera à la malade, dans le cas de simple
suintement, d'introduire, chaque soir, un ovule
dans le vagin.

L'*adrénaline*, à 1 p. 1000, en badigeonnages locaux, assure l'hémostase. ERLANGER, après avoir lavé la cavité utérine avec une solution de sublimé à 1 p. 4000, injecte dans la cavité, avec la seringue de Braun, et directement au dessus de l'orifice interne, 2 centimètres cubes d'une solution de chlorhydrate d'adrénaline au millième (1).

A l'intérieur, l'*adrénaline* se prescrira suivant la formule :

```
Chlorhydrate  d'adrénaline (solu-
    tion au millième) .......   X à   XL gttes
Eau distillée .................   60 gr.
```

(A prendre, par cuillerées à café, toutes les cinq minutes.)

On recommandera les injections très chaudes, contenant soit une cuillerée à café de *perchlorure de fer* (solution à 30°), soit une ou deux cuillerées à soupe de *tanin*, soit encore du *sulfate de fer*, de l'*alun*, etc. (2).

Si l'hémorragie persiste, on fera un tamponnement à l'aide de bandelettes de gaze stérilisée trempées dans du *sérum gélatineux tiède* ou dans une solution de *ferripyrine* ou d'*antipyrine*.

______

(1) On emploiera l'adrénaline avec la plus grande prudence, surtout lorsqu'il s'agira de badigeonner de larges ulcérations cancéreuses.

(2) A. ROBIN et DALCHÉ. *Traitement médical des maladies des femmes*. Rueff, 1902, p. 412.

Solution de gélatine

Gélatine blanche	10 gr.
Chlorure de sodium	10 gr.
Sublimé	0 gr. 50
Eau distillée	100 gr.

D'après A. ROBIN et DALCHÉ, la solution de gélatine, bien qu'arrêtant parfaitement les hémorragies, présente l'inconvénient de se déposer, en se solidifiant, au fond d'anfractuosités d'où on ne l'expulse qu'avec difficulté et, dans ce milieu putride, la présence de gélatine coagulée n'est pas sans danger. Aussi ces auteurs recommandent-ils, dans le cas où l'on aurait recours à ce mode de traitement, de faire passer, après la cessation des écoulements, de l'eau bouillie très chaude en abondance, pendant plusieurs jours consécutifs.

La *ferripyrine* s'emploie en solution à 20 p. 100 sur des tampons d'ouate hydrophile ou en poudre incorporée dans une gaze.

Le tamponnement, pour être effectif, doit être fait selon des règles précises, c'est-à-dire en remplissant très exactement et progressivement les culs-de-sac vaginaux ; ni trop, ni trop peu serré, il ne doit pas occasionner de douleurs. On le laisse en place de vingt-quatre à quarante-huit heures.

Le *carbure de calcium* constitue un des meilleurs topiques à appliquer, lorsqu'il existe une caverne cancéreuse saignante. Ce mode de traitement, préconisé par GUINARD, agit certainement comme hémostatique en flétrissant les bourgeons cancéreux dans le vagin, car il est alors fort douloureux pour la muqueuse vaginale ; mais sa supériorité est incontestable lorsqu'il existe une cavité intra-utérine creusée par le cancer.

On aura soin d'introduire le fragment de carbure profondément et de le recouvrir de suite après, d'un tampon suffisant pour fermer l'orifice du col ulcéré et pour remplir les culs-de-sac. En prenant cette précaution, la malade n'accuse aucune douleur. Vingt-quatre ou quarante-huit heures après, on renouvelle ce pansement et l'on enlève, par une injection chaude, les fragments grisâtres du carbure désagrégé. Dans le cas où quelques débris de carbure un peu plus gros resteraient adhérents à la muqueuse, il faut les respecter et attendre qu'ils se détachent d'eux-mêmes, sous peine de voir réapparaître l'hémorragie (1).

____

(1) J. RÉCAMIER. *Traitement du cancer utérin inopérable.* Steinheil, 1905.

J. THOMAS. *Le cancer.* Maloino, 1910.

Le *curettage* constitue une intervention facile et sans danger : les résultats sont généralement satisfaisants, quelle que soit la méthode employée.

R. DUPONT en a précisé les détails de la manière suivante :

L'anesthésie générale est indispensable. Après nettoyage de la vulve et du vagin, on déprime le périn e au moyen d'une valve et l'on tâche de saisir le col utérin dans un endroit sain : ceci fait, on curette tous les débris cancéreux qui se présentent. Lorsque la curette n'en ramène plus, on prend le thermo-cautère armé du gros couteau et l'on détruit, à l'aide du feu, ce que n'a pu atteindre la curette. Le professeur POZZI se sert du gros cautère ancien et ne pratique même pas de curettage. Quoi qu'il en soit, quand on a suffisamment nettoyé la partie malade, on enlève les débris au moyen d'une injection et l'on tamponne fortement le vagin ; les tampons sont laissés en place deux jours et, dès qu'ils sont enlevés, on ne les remplace pas, en se contentant de faire prendre des injections, comme avant l'opération.

Un des principaux dangers de l'opération, consiste à faire pénétrer la curette dans une des cavités voisines ou encore, la cautérisation mal

dirigée dépassant le but, à créer de larges perforations vésicales ou rectales. Avec un peu de
soin, on évite ces accidents et on procure à la
malade un soulagement momentané. Dès que
les hémorragies réapparaissent, on peut recom-
mencer l'intervention et avoir ainsi une série
d'améliorations de deux à cinq mois, parfois
même davantage.

Dans les grandes villes, nous nous trouvons
encore en possession de deux moyens thérapeutiques : le *radium* et l'*air chaud*. De toutes les
modifications obtenues à l'aide du premier agent,
la plus fréquente, celle qui ne fait presque jamais
défaut, est l'arrêt des pertes sanguines (1), mais
il semble bien que les portions du néoplasme les
plus voisines de la cavité utérine soient les seules
à céder au radium, pendant que ses parties ex-
centriques continuent de s'accroître dans le
parametrium ou se soudent à l'intestin, à la
vessie, aux uretères.

Le *radium* doit, en tout cas, être employé de
façon continue, pendant plusieurs heures chaque jour, en introduisant des petits tubes qui le
contiennent dans la cavité utérine. Il semble

______

(1) TUFFIER. *Congrès de chirurgie de Bruxelles*, oc-
tobre 1908.

que l'on obtienne, à la suite de son emploi, une mobilisation de l'utérus, due à la disparition de l'inflammation péri-néoplasique et il pourrait donc, dans certains cas, rendre opérables des cancers qui ne l'étaient pas auparavant.

Dans les cas désespérés, *l'air surchauffé* rendra de précieux services. Vignat aurait pu, de la sorte, faire cesser complètement les pertes du cancer. Au lieu d'employer le thermo-cautère, on peut, après le curettage, détruire les parois du néoplasme en projetant contre elles de *l'air chaud* à 6 ou 700 degrés. On conçoit aisément que l'air puisse, plus aisément que le couteau de platine, pénétrer dans toutes les anfractuosités du cancer. En outre, les accidents que l'on a à redouter avec le thermo-cautère n'existent plus. Les résultats obtenus seraient des plus satisfaisants.

2º *Les leucorrhées fétides.*

a) *Les lavages.* — Ceux-ci peuvent être faits avec de l'eau simplement bouillie ou avec une des solutions antiseptiques suivantes. La malade prendra, matin et soir, une injection, sous faible pression, le bock n'étant qu'à une hauteur de 50 centimètres au-dessus du plan du lit.

Le nombre des solutions proposées est très élevé et l'on évitera, étant donné leur peu d'action, celles toxiques, comme le sublimé, en particulier.

On pourra utiliser tour à tour :

Le *permanganate de potasse*, oxydant très puissant, mais qui n'a pas le pouvoir hémostatique de l'eau oxygénée : on se servira d'une solution à 1 et même 2 p. 1000.

Le *coaltar saponiné* (2 à 3 cuillerées à soupe par litre d'eau).

Le *formol* (de 1 à 5 p. 1000).

Le *chloral* (à 1 p. 100). Malheureusement, le prix de revient est assez élevé.

La *liqueur de Labarraque* (1 à 2 cuillerées à soupe par litre d'eau).

L'*essence de térébenthine*, selon la formule suivante :

Eau bouillante	1 lit.
Essence de térébenthine	15 gr.
Magnésie calcinée	1 cuill. à soupe

(DELETTREZ.)

(Laisser refroidir le liquide jusqu'à la température de 35°. Agiter avant d'en faire usage. Pour injections vaginales.)

Le *chlorure de chaux* que l'on prépare comme il suit (1) :

Additionner 100 grammes de poudre de chlorure de chaux bien conservée de 1200 grammes d'eau, c'est-à-dire un litre et un verre. Agiter, puis laisser reposer une heure. Filtrer dans un entonnoir de verre avec un double papier-filtre et sur une bouteille d'un litre. On obtient ainsi un litre d'une solution forte à 1/2, qui sera gardée bien bouchée. Mettre dans le bock un verre de cette solution forte, puis neuf verres d'eau bouillie et suffisamment chaude pour obtenir une solution usuelle de 40 à 50°.

Le *chlorate de soude* (10 grammes par litre d'eau).

Les solutions de *sulfate de cuivre*, ou de *fer*, le *naphtol camphré*, la *teinture de benjoin*, l'*eau oxygénée* (cette dernière en pulvérisations) ont été employées avec des résultats divers.

L'*acide phénique*, comme il suit :

Acide phénique .... }	ââ
Glycérine......................... }	40 gr.
Essence de thym	2 gr.
Acide salicylique..................	1 gr.
Essence de géranium...............	5 gr.
Alcool à 90°	300 gr.
(1 à 2 cuillerées par litre.)	

---

(1) P. PETIT. *Gazette gynécologique*, 1898, p. 361.

ou encore *l'acide salicylique* :

    Acide salicylique.................   0 gr. 40
    Salicylate de soude...........   12 gr.
    Teinture d'eucalyptus.........   24 gr.
    Eau distillée ....   180 gr.
(6 cuillerées par litre.)

b) *Les pansements.* — Lorsque l'écoulement est modéré, on pourra, tous les matins, faire, après le lavage, un pansement sec avec une des poudres antiseptiques et absorbantes suivantes et terminer par un tamponnement lâche à la gaze stérilisée.

On saupoudrera, par exemple, un tampon d'ouate de poudre et on l'appliquera directement sur la surface ulcérée :

    Iodoforme ....   18 gr.
    Sulfate de quinine ....   3 gr.
    Charbon pulvérisé ....   15 gr.
    Essence de menthe ....   XV gttes
                            (Lutaud.)

On pourra aussi utiliser les poudres d'aristol, de bismuth, de benjoin, de salol, d'érythrol. *L'ichthyol*, en solutions glycérinées à 50 p. 100, appliqué à l'aide de tampons.

Le *chlorate de soude.*

    Iodoforme ....   2 gr.
    Chlorate de soude ....)   ââ
    Glycérine........................) 40 gr.

La *résorcine*, en solutions à parties égales dans l'eau.

L'*amyloforme* (combinaison stable du formol avec l'amidon).

Amyloforme	8 gr.
Huile de ricin	qq. gttes
Ether	40 cmc.
Glycérine......................	10 cmc.
Alcool	30 cmc.

Le *thigénol* aurait donné de bons résultats à LATTEUX. On l'utilise sous forme, soit d'injections froides à 10 p. 100, soit de tamponnements avec de la gaze imbibée de la solution :

Thigénol	40 gr.
Glycérine......................	30 gr.
Eau bouillie	100 gr.

Quel que soit le médicament auquel on ait recours, le pansement ne sera jamais maintenu au-delà de vingt-quatre heures.

3º *Les douleurs.*

Nous avons vu que la douleur n'était pas un symptôme de début du cancer et que son apparition assombrissait le pronostic : elle manque rarement dans le cancer du col. Cependant, on verra chez certaines femmes âgées, présentant des formes torpides, le mal évoluer avec la douleur réduite au minimum. Rien n'est donc plus variable que sa nature et son intensité.

On trouvera, à propos du traitement du cancer du sein, les indications de la médication morphinique. Je ne m'occuperai ici que du traitement local de la douleur dans le cancer utérin.

On se servira avec avantage, tout au moins au début, de suppositoires à la *belladone*, à l'*opium* à la *cocaïne*.

Suppositoires belladonés :

> Extrait de belladone .... 0 gr. 03
> Beurre de cacao .... Q. S.
> Pour un suppositoire (1 à 3 par 24 heures).

ou :

> Extrait de belladone .... 0 gr. 04
> Chlorhydrate de cocaïne .... 0 gr. 02
> Beurre de cacao .... Q. S.
> Pour un suppositoire (1 à 3 par 24 heures).

ou encore :

> Extrait de belladone .... 0 gr. 02
> Extrait d'opium............... 0 gr. 03
> Beurre de cacao .... Q. S.
> Pour un suppositoire (2 à 3 par 24 heures).

Les lavements à l'*antipyrine* et au *laudanum de Sydenham* calment régulièrement les souffrances. On fait prendre à la malade un premier lavement d'un demi à un litre d'eau bouillie, lavement évacuateur devant être rendu de suite : puis le lavement suivant à conserver :

Antipyrine	1 à	2 gr.
Laudanum de Sydenham	XV à	XX gttes
Eau tiède		1 verre

De même, les lavements au *chloral* :

Hydrate de chloral	2 à	4 gr.
Eau		150 gr.
Jaune d'œuf		N° 1

(F. S. A.)

ou :

Hydrate de chloral............		4 gr.
Laudanum de Sydenham		XX gttes
Lait		150 gr.
Jaune d'œuf		N° 1

(F. S. A.)

Par la bouche, on essaiera alternativement les cachets d'*exalgine*, d'*aspirine*, de *pyramidon*, de *cachets Gau* (de Lamalou), ou le *bromidia* (une à deux cuillerées à café, le soir, dans une tasse d'infusion de tilleul ou de feuilles d'orangers).

Les potions calmantes, à base de *morphine*,

de *belladone*, de *chloral* ou de *bromures* rendront parfois des services.

1) Sirop de morphine ....)
   Sirop de chloral .... } ââ 30 gr.
   Sirop de fleurs d'orangers ....)
   Eau de tilleul ....   80 gr.

(CHESNET.)

(1 cuillerée à soupe chaque heure.)

2) Sirop de belladone. ....   20 gr.
   Sirop d'éther ....   30 gr.
   Sirop de fleurs d'orangers ....   20 gr.
   Eau de tilleul....................   100 gr.

(1 cuillerée à soupe chaque heure.)

3) Hydrate de chloral ....   2 gr.
   Bromure de sodium..............   3 gr.
   Sirop de groseilles................   40 gr.
   Eau de tilleul ....   90 gr.

(Par cuillerée à soupe.)

Les mêmes médicaments (*morphine, cocaïne, belladone*, etc.), peuvent être incorporés dans des ovules vaginaux glycérinés.

4º *Les pansements.*

On isolera les surfaces cancéreuses par de la simple gaze stérilisée et cela suffira fréquemment pour calmer les sensations pénibles produites par le contact des écoulements. La poudre d'*anesthésine* appliquée, au moyen d'un tampon d'ouate, sur la surface ulcérée, donne de bons résultats ; j'ai pu, dans certains cas, obtenir une diminution très sensible des douleurs par l'application sur le col de tampons imbibés d'une solution de *bleu de méthylène.*

Bleu de méthylène	6 parties	
Alcool à 90°	ââ	
Glycérine...................	12 parties	
Eau distillée	200 parties	

Le traitement des complications. — La propagation du cancer au rectum produira des phénomènes de constipation qui nécessiteront une surveillance active ; de même, sa propagation à la vessie donnera lieu à des symptômes de rétention urinaire qui obligeront à sonder la malade. Celle-ci sera mise au régime lacté et l'examen d'urines montre l'existence d'une albuminurie symptomatique d'une lésion rénale ascendante.

L'anurie, conséquence de l'occlusion de l'uretère est, en général, d'un pronostic très grave et nécessitera une intervention chirurgicale ; parfois cependant, elle peut céder spontanément par suite de la destruction d'une fongosité cancéreuse. L'apparition d'une phlegmatia alba dolens, les menaces d'une propagation au péritoine ne peuvent donner lieu, du fait de leur origine, à aucun traitement particulier.

Dans les cas de fistule vésico-vaginale, RÉCA-
MIER recommande de mettre la malade sur un
matelas en caoutchouc perforé et de faire,
chaque jour, cinq à six lavages abondants à
l'eau bicarbonatée sodique à 1 p. 1000 ou 1 p. 500.
On remédiera, d'après le même auteur, aux
fistules intestinales, par la création d'un anus
iliaque.

Enfin, les phénomènes de septicité que l'on
peut parfois constater et qui sont dus à la
résorption putride, seront prévenus, en partie,
par des soins rigoureux de propreté au niveau
des parties malades.

Le *cancer du corps utérin* relève du même traitement palliatif que le cancer du col : le curettage et la cautérisation présentent une plus
grande difficulté d'exécution, mais sont également recommandables. On fera fréquemment des
lavages intra-utérins avec de l'eau bouillie addi-
tionnée d'un des médicaments déjà cités, de
façon à éviter autant que possible la stagnation
des éléments putrides à l'intérieur de la cavité
utérine.

5° *Le relèvement de l'état général.*

Nous renvoyons le lecteur au début de l'ouvrage où le sujet est traité en détail.

CHAPITRE XII

LE CANCER DU REIN

I. — LE DIAGNOSTIC.

A. *L'hématurie.* — a) *Spontanée* : survenant sans cause, de jour ou de nuit, et disparaissant de même ; non modifiée, en général, par le repos ou le mouvement.

b) *Capricieuse*, avec alternances d'urine claire. On observe plutôt la répétition que la longue durée des crises : les brusques disparitions suivies de prochains retours appartiennent aux hématuries rénales (GUYON).

c) *Totale.* Le sang se trouve en égale proportion au commencement et à la fin de la miction. (Faire uriner le malade dans trois verres différents.)

Il n'existe aucune relation entre la fréquence et l'intensité des hématuries, d'une part, et le volume de la tumeur ou son siège central ou périphérique, d'autre part.

B. *Les caillots sanguins.* — Les caillots moulés, minces, cylindriques, et dont la longueur va jusqu'à 20 et 22 centimètres, sont caractéristiques des hématuries rénales (1).

C. *L'examen microscopique des urines* permet de constater parfois la présence de petits caillots microscopiques qui reproduisent le moule des canalicules du rein. Ce sont les cylindres *hématiques* ou hématiques et épithéliaux, formés par des globules rouges agglutinés, autour desquels on trouve, parfois, l'épithélium du canalicule qui s'est détaché.

D. *Les douleurs lombaires* existent rarement à la période de début ; quelquefois, cependant, c'est le premier symptôme qui attire l'attention du malade. D'autres fois, on les a vues manquer dans des cancers volumineux.

Quand elles existent, elles paraissent limitées à l'hypochondre du côté malade ; souvent, elles s'irradient du côté des espaces intercostaux ou

____

(1) ALBARRAN. *Tumeurs de la vessie.* Steinheil, 1892, p. 294.

dans les membres inférieurs. Il n'y a pas de rapport constant entre l'apparition et l'intensité de la douleur et le volume de la tumeur rénale.

E. *Les troubles de la miction* sont rares : en général, il n'existe ni fréquence, ni douleurs spontanées, sauf dans le cas où il y a expulsion de caillots.

F. *La tumeur* a les caractères et le siège de toutes les tumeurs du rein : fixe, profonde, irrégulière, plus ou moins bosselée, de consistance assez molle, pouvant donner l'idée de fluctuations ne suivant pas, en général, les mouvements du diaphragme.

G. *Le ballottement rénal de Guyon* s'effectue de la manière suivante. Le malade étant dans le décubitus dorsal, en place une main à plat sous la région lombaire, dans l'espace costo-iliaque, du côté que l'on veut explorer et l'autre main, en face, sur la paroi abdominale, dans la région de l'hypochondre. Celle-ci déprime la paroi, pendant l'expiration, comme si elle voulait aller à la rencontre de la paroi postérieure. Pendant ce temps, les doigts de la main postérieure exécutent quelques brusques mouvements d'élévation, qui ont pour but de soulever le rein et de l'amener, dans cette projection en avant, au contact de la main antérieure. Le rein normal ne donne pas lieu à cette sensation.

H. *Le varicocèle symptomatique* : siège indifférent à droite ou à gauche, développement rapide, indolence habituelle ; il peut cependant arriver à être douloureux lorsqu'il atteint des dimensions énormes et qu'il comprime les branches nerveuses, en même temps que les veines.

I. *La cystoscopie* est d'une très grande utilité en montrant la tumeur vésicale, quand elle existe et, dans le cas de tumeur rénale, en nous permettant de constater *de visu* la sortie du sang par les uretères. Le cathéter, introduit dans l'uretère, permet de reconnaître le rein malade, la présence du sang dans l'urine ou de l'albumine (néphrite concomitante des tumeurs du rein).

J. Après *insufflation de l'intestin*, les tumeurs du rein remontent d'abord un peu en haut, et disparaissent ensuite dans la profondeur.

K. *Des phénomènes de compression* peuvent avoir lieu du côté :

Des nerfs : irradiation des douleurs ;

Des veines : coagulation, thrombose, d'où dilatation des veines superficielles de l'abdomen, œdème des membres inférieurs et du scrotum, ascite, etc... ;

De l'intestin : du duodénum : vomissements, constipation opiniâtre ;

Du canal cholédoque (signalé dans un cas de cancer du rein droit) : ictère.

Du canal rachidien (CORNIL).

Le diagnostic différentiel.

I. *Cancer du rein droit.*	*Tumeur hépatique.*
a) La tumeur ne fait pas de saillie dans la cavité thoracique.	*a)* La tumeur fait saillie dans la cavité thoracique.
b) Le malade couché, on peut introduire la main entre le rebord des fausses côtes et l'extrémité supérieure de la tumeur.	*b)* La manœuvre est impossible.
c) Tumeur immobile, ne suivant pas les mouvements de la respiration.	*c)* Tumeur mobile, suivant les mouvements de la respiration.
d) Zone de sonorité entre le carcinome rénal et le foie : le côlon passe au-devant de la tumeur.	*d)* On observe partout la même matité.

II. *Cancer du rein gauche.* — Pourrait être confondu avec une hypertrophie de la rate, d'autant mieux que les maladies de ce dernier organe sont parfois accompagnées d'hématuries.

Dans le cancer rénal, la percussion et la palpation démontrent la présence du côlon descendant au-devant de la tumeur.

De plus, la tumeur est immobile, ne suivant pas les mouvements respiratoires ; elle s'accroît de haut en bas ; la tumeur splénique s'accroît d'arrière en avant.

Il faudra penser encore au diagnostic différentiel avec les kystes et tumeurs ovariques, avec l'accumulation de matières fécales dans le côlon, à l'hydronéphrose, à l'abcès du psoas chez l'enfant.

II. — LE TRAITEMENT.

Je n'insisterai pas sur le traitement du cancer inopérable du rein, par le simple motif qu'il comprendra deux indications essentielles : 1° arrêter les hémorragies ; 2° supprimer les douleurs, lorsqu'elles existent.

On utilisera donc, dans le premier but, l'un quelconque des médicaments habituels (injections sous-cutanées d'ergotine, d'ergotinine, de sérum gélatiné ; on ordonnera à l'intérieur du chlorure de calcium, etc...). Je me suis suffisamment étendu sur le traitement des hémorragies dans le cancer des autres organes, pour avoir à y revenir ici (Cancer de l'estomac et cancer de l'utérus). Il en est de même du traitement du symptôme « douleur ». On prescrira extérieurement l'application de compresses chaudes, les frictions avec les baumes et liniments calmants, au niveau de la région lombaire ; à l'intérieur, on ordonnera l'un des nombreux analgésiques que nous avons à notre disposition et on aura enfin recours à la morphine, au cas où les moyens précédents échoueraient. Les indications thérapeutiques ne comportent donc ici aucun point particulier.

CHAPITRE XIII

LE CANCER DE LA VESSIE

I. — LE DIAGNOSTIC.

A. *Les symptômes fonctionnels.*

1º *L'hématurie.* — Domine toute la symptomatologie des néoplasmes vésicaux ; est presque toujours le premier et, quelquefois même, l'unique symptôme : ne fait défaut que très exceptionnellement. Les caractères sont : la spontanéité dans son apparition et sa disparition, l'absence de toute douleur accompagnant l'hémorragie, son abondance et sa persistance, sans modification appréciable par le repos ou par le mouvement. La persistance et la répétition des symptômes constituent les meilleurs caractères de son évolution.

En faisant uriner le malade dans trois verres et en examinant, par transparence, le contenu des verres, il peut se faire qu'il n'y ait pas de différence entre le premier et le second, mais le troisième est manifestement plus rouge. Si le liquide du premier verre est plus foncé que celui des autres, on pensera à une hémorragie provenant de la prostate ou encore à une tumeur placée très près du col ; dans ce cas, on voit souvent aussi que le dernier verre contient une plus grande quantité de sang que le second.

L'hématurie des cancers vésicaux est donc *terminale*, tandis que celle des cancers rénaux est *totale*.

Dans l'intervalle des hématuries, les urines restent parfaitement limpides, si ce n'est dans une période avancée où il y a complication de cystite.

L'abondance et la fréquence des hématuries ne fournissent pas d'élément de diagnostic sur la nature bénigne ou maligne de la tumeur.

2º *L'examen des urines.* — L'existence, dans les urines, des fragments de néoplasme est pathognomonique ; elle suffit toujours à faire le diagnostic de la présence d'une tumeur et elle en indique la variété histologique. Malheureusement le fait n'est pas fréquent.

3º *La douleur : la cystite.* — Les tumeurs vésicales évoluent souvent sans déterminer la moindre douleur, surtout lorsqu'il s'agit de néoplasmes pédiculés : mais la même constatation a été établie pour les tumeurs infiltrées, lorsqu'elles ne dépassent pas les limites de la vessie.

Les premières douleurs apparaissent généralement pendant une hématurie et sont dues alors à la rétention des caillots ; ceux-ci évacués, la douleur disparaît.

La cystite, à quelques rares exceptions . près, est un symptôme constant, mais tardif ; elle reconnaît pour cause la présence de micro-organismes étrangers.

4° *Les troubles de la miction.* — Indépendamment des troubles de la miction dus à la cystite, on observera souvent, dans les tumeurs de la vessie, la rétention ou l'incontinence d'urine. Il peut, en effet, se produire une obstruction mécanique, relevant non du cancer lui-même, en tant que cancer, mais bien de la présence du néoplasme ou des caillots qui se sont accumulés dans la vessie.

B. — *Les symptômes physiques*

a) Le *cathétérisme explorateur*, à l'aide d'instruments mous ou métalliques, ne donne souvent que des résultats négatifs ou erronés : mais, parfois aussi, peut donner des renseignements sur la forme, le siège, le volume du néoplasme. Il sera, en tout cas, pratiqué avec une asepsie parfaite et une extrême douceur, les hématuries étant toujours à redouter, surtout avec l'emploi du cathéter métallique.

b) **Le *toucher rectal ou vaginal et la palpation abdominale*** seront employés isolément ou mieux simultanément. On pourra se rendre compte ainsi de l'état de souplesse ou de rigidité des parois vésicales, ainsi que du degré de mobilité de l'organe : on tiendra compte de la sensation, indiquée par ALBARRAN, que « la vessie », vidée par un cathétérisme préalable, contient encore quelque chose ». — Eviter les erreurs de diagnostic (corps étrangers intra-vésicaux, calculs, péricystites), ces dernières dans les vieilles inflammations de la vessie, même en l'absence de néoplasmes.

c) *Le toucher intra-vésical.* — Chez la femme, après dilatation rapide de l'urètre, sous le chloroforme : chez l'homme, en pratiquant, soit une boutonnière périnéale (THOMPSON), soit l'incision hypogastrique (GUYON). L'index gauche, introduit dans l'orifice ainsi formé, explore la cavité vésicale, aidé par la pression de l'autre main.

d) *La cystoscopie.* — Aucune autre méthode ne donne des renseignements aussi certains et aussi complets. Je n'entre pas ici dans le détail.

On lira avec fruit le chapitre traitant de la question, dans l'ouvrage d'ALBARRAN (*Les Tumeurs de la vessie*, chez Steinheil, 1892).

« Tout le monde peut regarder et tout le monde peut voir, dit ALBARRAN dès le premier jour, une tumeur de la vessie avec un cystoscope, tout au moins dans les cas favorables. Mais il est évident qu'il faut apprendre à se servir de cet instrument, comme on apprend à manier l'ophtalmoscope ou le laryngoscope. » Tout praticien doit savoir se servir du cystoscope.

Les renseignements fournis par l'appareil seront précieux, car ils permettront d'établir le diagnostic différentiel des tumeurs, aussi bien que le diagnostic des caractères propres au néoplasme.

I. — *Le diagnostic différentiel des tumeurs*

Le col de la vessie normale. Ne peut être confondu avec une tumeur que par suite d'une mauvaise orientation de l'appareil.

Le prolapsus de la muqueuse urétérale présente comme caractères : le siège précis de la tuméfaction dans l'angle postéro-latéral du trigone : la présence, au sommet du cône, d'un orifice laissant écouler l'urine par jets intermittents : les contractions plus ou moins rythmiques du cône.

Les replis de la muqueuse vésicale. On fera varier la position de l'instrument, de manière à voir les plis en face, au lieu de les regarder par côté ou de profil.

Les caillots sanguins que l'on reconnaîtra à leur coloration et leur mobilité (l'irrigation les déplace).

Le lobe moyen de la prostate. Siège anatomique précis, saillie sessile recouverte d'une muqueuse gris rosé normale.

Les cystites, et, en particulier, les *cystites tuberculeuses,* présentant, à la fois, des surfaces ulcérées et des végétations papillaires. Le diagnostic est parfois des plus difficiles : on aura recours à l'examen bactériologique.

Les varices de la vessie. Rares.

Les hématuries d'origine rénale. Peuvent être diagnostiquées au cystoscope, lorsqu'on voit le sang sourdre par l'orifice d'un uretère.

II. — *Le Diagnostic des caractères propres au néoplasme.*

Le siège, le volume, la forme pourront être établis, à condition de bien s'orienter dans la vessie, en prenant comme points de repère, d'une part, le col, d'autre part, les orifices uretéraux.

II. — LE TRAITEMENT

a) *L'hématurie.* — Si elle est peu importante on prescrira les applications froides sur la région hypogastrique, les lavements froids, l'emploi de divers hémostatiques à l'intérieur.

On *évacuera d'abord*, et complètement, les *caillots* qui peuvent exister dans la vessie, ceux-ci provoquant des contractions de l'organe qui entretiennent l'hémorragie. On introduit une grosse sonde de lithotritie à deux yeux, et on lave à l'eau boriquée, en poussant fortement l'injection. Le liquide de lavage entraîne quelques caillots qui parfois viennent obturer les yeux de la sonde, auquel cas on adapte au pavillon de celle-ci une seringue vide, et on aspire les caillots.

La plupart du temps, l'hématurie s'arrête, par le seul fait que la vessie est débarrassée du sang qu'elle renfermait. On peut alors injecter dans la vessie une solution tiède de *tanin*, de 1 à 2 grammes p. 100.

Noguès (1) s'est servi, avec succès, dans un cas rebelle, de *sérum gélatiné*, obtenu en faisant dissoudre 5 grammes de gélatine dans 100 grammes de sérum physiologique, et en stérilisant le tout par deux chauffages successifs à 100°. La préparation, liquéfiée au bain-marie au moment du besoin, est injectée directement, à l'aide d'une sonde, dans la vessie, après nettoyage de celle-ci. On injecte, d'abord, de petites quantités de sérum gélatiné, aussitôt évacuées, et, finalement, une dose de ce même sérum suffisante pour remplir la vessie, sans la distendre, et qui y est abandonnée.

Si l'hématurie résiste, malgré tout, aux traitements précédents, on aura recours à la *taille palliative*.

B. *Les troubles mécaniques de la miction* (incontinence ou rétention occasionnées par le néoplasme) seront parfois combattus avec succès par l'introduction d'une simple sonde à demeure qu'on laissera en place six à huit jours. Dans le cas contraire, on aura encore recours à la *taille*

______

(1) *Ann. des malad. génito-urinaires*, août 1898.

palliative. Parfois, la sécrétion urinaire devient de plus en plus rare et le malade meurt, soit d'anurie, soit le plus souvent d'infection.

C. *Les douleurs de la cystalgie et du ténesme vésical.* — On essaiera, tout d'abord, les suppositoires calmants :

Extrait thébaïque............	trois cgr.
Extrait de belladone	un cgr.
Extrait de cannabis indica.....	cinq mgr.
Beurre de cacao	3 gr.

(Pour un suppositoire : un second, quatre heures après, si besoin.)

Ou un des lavements suivants :

1) Hydrate de chloral	2 gr.
Laudanum de Sydenham	XXV gttes
Jaune d'œuf	Nº 1
Eau bouillie	150 gr.

(Pour un lavement.)

2) Laudanum de Sydenham	12 gr.
Teinture de belladone	) ââ
Teinture de jusquiame.............	) 3 gr.
Teinture de cannabis indica........	2 gr.

(On ajoute XXX gouttes du mélange ci-dessus à 150 grammes d'une solution de chlorure de sodium à 0,70 p. 100. Pour un lavement à garder.) (SIREDEY.)

On pourra également, comme LEDOUX-LEBARD

l'a recommandé, introduire dans la vessie 10 à 40 microgrammes de sulfate de radium, en suspension huileuse. Les résultats obtenus ont été excellents dans un cas, et nuls dans un autre.

Enfin, comme dernière ressource, on pourra avoir recours à une opération palliative consistant dans le drainage de la vessie, soit par voie périnéale, soit par une incision vésicale faite à la région hypogastrique, soit, chez la femme, par l'établissement d'une fistule vésico-vaginale.

CHAPITRE XIV

LE CANCER DE LA PEAU

I. — Le Diagnostic

Siège de préférence à la face, surtout chez des gens âgés ou dont la peau présente des altérations séniles précoces. Malpropreté, irritations fréquentes, cicatrices anciennes, papilles hypertrophiées. Le point de départ est souvent un nœvus, lupus tuberculeux, psoriasis lichenifié, verrues séniles, ulcérations papillaires sous-cutanées, hyperkératoses arsenicales, xeroderma pigmentosum, etc...

Souvent multiples chez un malade déterminé.

Marche lente, reste limité dix ans et plus ; puis, tout à coup, prend une allure rapide, s'étend en surface et en profondeur, s'ulcère, produit des mutilations énormes.

Donc, (1)

Début lent, insidieux, sans que le malade s'en aperçoive même ; puis, progressivement, il se produit une petite ulcération, sur une plaque épidermique rugueuse ou une fissure insignifiante ; la base de l'ulcération est résistante et dépasse sur la périphérie les limites de perte de substance. Avec le temps, le fond de l'ulcération devient villeux, végétant, se couvre de petits bourgeons rouges finissant par tomber presque en putréfaction. L'ulcération, de dimensions quelconques en surface et en profondeur, se festonne sur ses bords qui sont indurés et renversés, saigne facilement, peut aboutir spontanément à la cicatrice d'un côté, tandis qu'elle s'étend de l'autre, gagnant de plus en plus le derme, puis le périoste, puis les os. L'infiltration des bords par le néoplasme forme autour de l'ulcère un bourrelet dur, saillant, large de 2 ou 3 centimètres et presque pathognomonique.

A une période avancée, le cancer a rongé graduellement les tissus qu'il a rencontrés, ne laissant après lui qu'une effroyable perte de substance ichoreuse et fétide.

_____

(1) BORDIER. Traitement moderne des épithéliomes et autres tumeurs malignes de la peau. *Consultations médicales françaises*, n° 31, Poinat, éditeur.

L'adénopathie ne se rencontre pas dans les premiers mois ou dans les premières années après le début du mal ; il n'est pas rare de la rencontrer pourtant, il est donc indispensable de ne pas attendre l'infection ganglionnaire avant de prendre une décision.

Le diagnostic différentiel.

Variétés de tuberculides (chercher les autres stigmates de tuberculose).

Xanthome des diabétiques (Affection très rare : analyser les urines.)

Nœvi fibro-lipomateux ou *nœvi épithéliaux* : s'observent habituellement chez les sujets jeunes. Ce sont de petits tubercules qui, assez rarement d'ailleurs, se localisent sur les paupières, la racine du nez, au voisinage des oreilles ; petites papules sans trace d'irritation, rosées ou rose-jaunâtre qui, une fois formées, persistent sans s'accroître, sans tendance non plus à la régression spontanée.

Différentes tumeurs de la peau (examen histologique.

II. — TRAITEMENT

Pas de topiques irritants.

Pas de caustiques superficiels,
Pas d'opérations incomplètes.

A. *L'ablation chirurgicale* (1). — Constitue la
seule méthode qui doive être employée à titre
curatif, dans le traitement des épithéliomes
cutanés, en dehors de la face.

B. En raison de la bénignité prolongée et des
considérations d'ordre esthétique ou fonctionnel,
on pourra avoir recours à l'une des méthodes
suivantes :

a) *La cautérisation ignée* sera réservée pour les
cancers superficiels, peu étendus. On fera tomber, au préalable, les croûtes, s'il en existe ; on
circonscrira d'abord le mal, par une série de cautérisations ponctuées, empiétant de 2 à 3 millimètres sur les tissus sains, puis on couvrira de
pointes de feu la surface ainsi circonscrite. Il est
absolument nécessaire de pénétrer jusqu'en plein
tissu sain et d'espacer les pointes de 2 à 3 millimètres environ.

Dans les cas de réaction vive, tuméfaction,
congestion, il sera bon, au moins temporaire-

---

(1) LEREDDE. Traitement des épithéliomes de la
face. (*Soc. de Thérap.*, 8 janvier 1908.)

ment, de faire des pansements appropriés : douze à vingt jours plus tard, on pourra procéder à une nouvelle séance de cautérisation.

Le professeur GAUCHER recommande de se servir du thermocautère pour pratiquer la carbonisation complète de la région malade. La lame du thermocautère doit être enfoncée profondément et à plusieurs reprises, dans le tissu morbide. L'opération, plus effrayante en apparence qu'en réalité, se passe sans incidents et sans grande douleur. La guérison est obtenue en une ou plusieurs séances, suivant l'importance du mal.

b) *L'ionisation destructive par l'ion zinc* (LEDUC).— On se sert d'un tampon d'ouate imprégné d'une solution de sulfate de zinc à 2 p. 100 que l'on adapte, en le modelant, sur la région à traiter ; une tige de zinc, aplatie à une extrémité, est appliquée sur le tampon et reliée d'autre part au pôle positif d'une source de courant galvanique ; la seconde électrode est posée en un point quelconque du corps. On fait passer pendant quinze à vingt minutes un courant de 8 à 10 milliampères. Au bout de ce temps, les tissus ont pris une coloration gris-brunâtre qui devient ensuite noire ; c'est le commencement de l'escharre qui tombe peu de temps après.

c) *Les étincelles de haute fréquence*, très courtes et sans intervention sanglante, seront appliquées aux petits épithéliomes de la peau à forme verruqueuse, et de dimensions ne dépassant pas celles d'une pièce de cinquante centimes. On se servira des appareils fournissant, soit des oscillations électriques amorties (méthode monopolaire), soit des oscillations non amorties (méthode bipolaire, diathermie).

Dans les deux cas, les effets sont à la fois calorifiques et destructeurs mécaniques des cellules néoplasiques. Je renvoie, pour plus amples détails, à l'opuscule de BORDIER (*loco citato*).

d) *La radiothérapie* constitue la méthode la plus puissante que nous possédions contre les cancers de la peau, à condition toutefois d'être appliquée avant la généralisation du néoplasme et l'envahissement des lymphatiques et des plans profonds, auquel cas elle devient inutile, sinon nuisible.

On dosera très scrupuleusement la quantité des rayons X introduits dans les tissus, au moyen du chromoradiomètre de Bordier et, selon les cas, on utilisera, soit le rayonnement nu, soit le rayonnement filtré au moyen d'un filtre d'un demi-millimètre d'aluminium.

Pour permettre aux rayons X d'exercer leur

effet électif sur la cellule cancéreuse, il sera préférable de faire précéder leur application d'un curettage qui, en aplanissant la lésion anfractueuse, rendra plus égale l'action radiante ; en outre, tant que la surface néoplasique n'est pas ulcérée, l'épithélium n'est atteint que dans ses couches superficielles, par les rayons ; là encore, la curette permet à ceux-ci d'agir plus activement.

Ce traitement mixte (grattage et radiothérapie) est surtout indiqué dans les épithéliomas cornés ou croûteux, dans ceux à forme perlée, dans ceux présentant un bourrelet où se concentre l'activité néoplasique dans les formes bourgeonnantes. Il permet d'agir plus rapidement et plus profondément.

e) La *radiumthérapie* ne semble pas devoir se substituer à la radiothérapie, exception faite pour les épithéliomas des paupières.

Dans les cas de cancers superficiels de la peau (épithélioma bourgeonnant ou *ulcus rodens*), on pourra appliquer un appareil puissant, soit pendant une heure, sans filtre, soit pendant une nuit entière, avec un filtre de 1/10 de millimètre de plomb.

Mais certains cas sont particulièrement rebelles : ce sont ceux qui s'accompagnent d'inflammation périphérique, ceux qui voisinent le tissu osseux (nez, front, cuir chevelu), ceux qui se développent sur un tissu de cicatrice ou sur les tissus pathologiques (lupus), enfin ceux qui récidivent sur une radiodermite persistante (WICKAM et DEGRAIS).

f) *Le régime alimentaire.* — L'indication primordiale serait de donner aux malades des aliments aussi peu fermentescibles que possible et de digestion facile : mais l'on conçoit qu'on ne puisse prescrire un régime trop sévère. Selon la susceptibilité individuelle, on ordonnera le lait, les farineux, le bouillon de légumes, les purées de pommes de terre, les pâtes alimentaires, les légumes frais, etc...

TABLE DES MATIÈRES

Orléans. — Imp. H. Tessier.

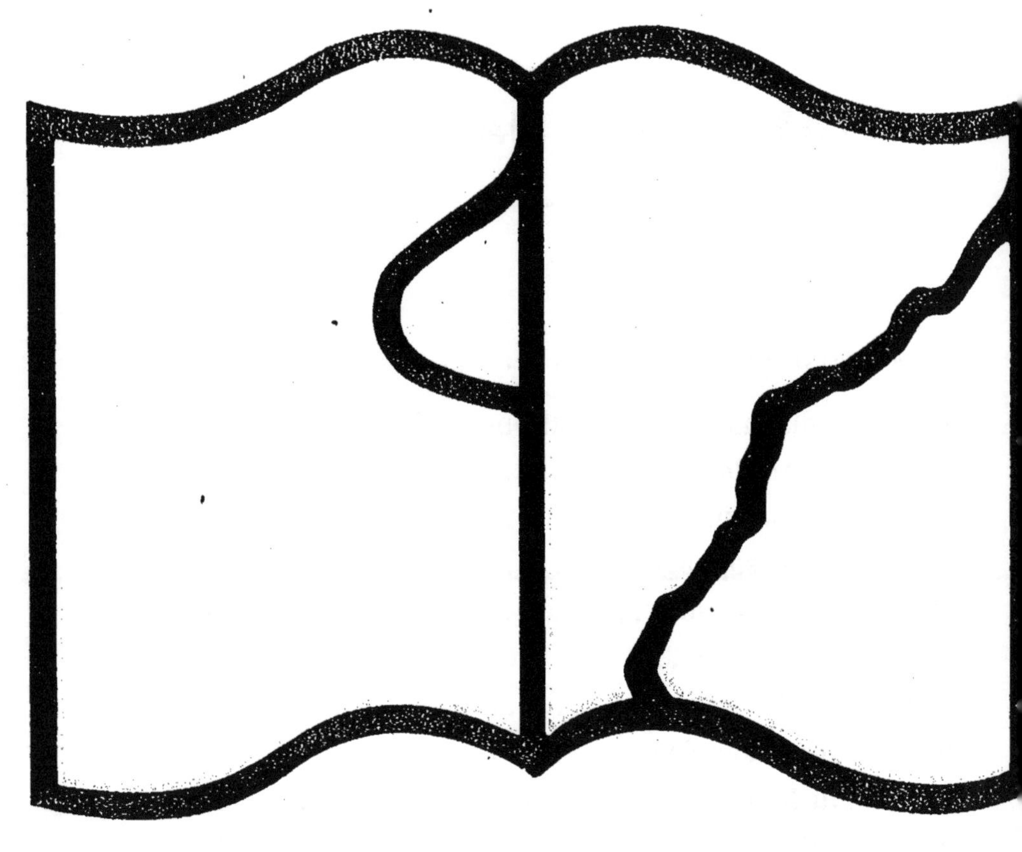

Texte détérioré — reliure défectueuse

NF Z 43-120-11

www.ingramcontent.com/pod-product-compliance
Ingram Content Group UK Ltd.
Pitfield, Milton Keynes, MK11 3LW, UK
UKHW020836120726
13693UKWH00002B/678